医疗与健康运作管理丛书

丛书主编　李金林　冉　伦

U0267791

DECISION-MAKING ON
EMERGENCY MEDICAL SERVICES FACILITY
LOCATION UNDER UNCERTAINTIES

不确定性下应急医疗
服务设施选址决策

彭春　著

北京理工大学出版社
BEIJING INSTITUTE OF TECHNOLOGY PRESS

内 容 简 介

近年来，在全世界自然灾害和突发事件频发的背景下，我国政府陆续颁布了一系列规定和指南，从宏观政策方面，强调应急医疗服务网络体系的重要性。本书围绕应急医疗服务过程中的诸多不确定因素，强调应急医疗服务网络设计中的相关设施选址决策，借助优化理论，建立了新颖的应急医疗服务设施选址决策的数学模型，设计有效的求解算法，确定最优的应急医疗服务设施的选址和配置决策，从理论方法、模型和实际应用方面丰富了目前的研究。本书主要讨论了三块内容：需求不确定性下应急医疗服务网络设计、救护车动态选址和多种不确定性下的两阶段鲁棒应急物资配置。

本书的读者对象主要为从事应急医疗服务决策的科研工作人员，包括研究生和高校教师。本书也适合各级政府应急医疗服务与救灾部门的工作人员和研究人员阅读。

图书在版编目（C I P）数据

不确定性下应急医疗服务设施选址决策 / 彭春著
. -- 北京：北京理工大学出版社，2022.2
（医疗与健康运作管理丛书 / 李金林，冉伦主编）
ISBN 978 - 7 - 5763 - 0819 - 8

Ⅰ．①不… Ⅱ．①彭… Ⅲ．①公共卫生 – 突发事件 –
医疗卫生服务 – 服务设施 – 选址 Ⅳ．①R126.4

中国版本图书馆 CIP 数据核字（2022）第 010836 号

出版发行 / 北京理工大学出版社有限责任公司
社　　址 / 北京市海淀区中关村南大街 5 号
邮　　编 / 100081
电　　话 / （010）68914775（总编室）
　　　　　　（010）82562903（教材售后服务热线）
　　　　　　（010）68944723（其他图书服务热线）
网　　址 / http：//www.bitpress.com.cn
经　　销 / 全国各地新华书店
印　　刷 / 三河市华骏印务包装有限公司
开　　本 / 710 毫米 × 1000 毫米　1/16
印　　张 / 11　　　　　　　　　　　　　　责任编辑 / 申玉琴
字　　数 / 166 千字　　　　　　　　　　　　文案编辑 / 申玉琴
版　　次 / 2022 年 2 月第 1 版　2022 年 2 月第 1 次印刷　　责任校对 / 周瑞红
定　　价 / 78.00 元　　　　　　　　　　　　责任印制 / 李志强

前　言

进入 21 世纪以来，世界各地灾害频发，严重制约了社会的发展，给人类带来生命和财产的重大损失，造成深远的社会影响。大型突发事件或自然灾害发生后，政府需要快速启动应急救灾网络，合理配置应急医疗服务基础设施，为灾区提供有效的应急服务需求，从而降低突发事件带来的损失和影响。因此，面对频繁发生的自然灾害，从宏观政策和学术研究层面，完善应急服务网体系的重要性迫在眉睫。

从国家宏观政策的视角来看，2011 年年底，国务院办公厅印发《国家综合防灾减灾规划（2011—2015 年)》，这是贯彻落实党中央、国务院关于加强防灾减灾工作决策部署的重要举措，是推进综合防灾减灾事业发展、构建综合防灾减灾体系、全面增强综合防灾减灾能力的迫切需要。2015 年 3 月 6 日，国务院办公厅发布《全国医疗卫生服务体系规划纲要（2015—2020 年)》，明确了各医院功能定位，承担人才培养、医学科研及相应公共卫生和突发事件紧急医疗救援等任务和技术支撑，带动医疗服务的区域发展和整体水平提升，尤其提到了突发事件下应急医疗服务救援的功能。

从学术研究的视角来看，应急医疗服务也是应急管理研究的重要内容。近年来，应急管理已成为管理科学、信息科学、行为科学和安全科学等学科交叉研究的热点领域。在该背景下，国家自然科学基金委员会于 2009 年正式启动了"非常规突发事件应急管理研究"重大研究计划，同时管理科学部专门设立了应急管理项目，每年资助 4 期。这有力地推动了我国应急管理科学的研究与发展，促进了我国应急管理决策科学化。

鉴于此，本书针对应急医疗服务体系的网络布局问题，围绕应急医疗服务过程中的诸多不确定因素，如应急需求、运输成本、运输时间、随机延误、设施发生中断风险等，从战略与战术层面对应急医疗服务中的设施选址问题（如应急医疗服务站、急救车辆临时站点、灾前应急物资配置网络等）进行科学的探讨，确定最优的应急医疗服务设施的选址布局、急救车辆的规模、急救车辆的分配等，满足最小总成本和既定的覆盖水平。这不仅在一定程度上降低不确定性带来的风险，提高医疗资源的配置利用率，也为我国应急医疗服务体系建设提供决策支持和参考依据。

本书由国家自然科学基金重点项目《医疗与健康的数据分析与决策》（基金号：71432002）提供经费资助。在这里作者特别感谢北京理工大学管理与经济学院李金林教授对本书中项目的指导。另外，由于作者个人原因，定稿时间匆忙，在撰写中难免有一些错误，还请读者朋友们批评指正。

|目　　录|

图 目 录

表 目 录

第1章 绪　论

1.1　研究背景

进入 21 世纪以来，世界各地灾害频发，2001 年美国"9·11"事件，2003 年风靡全球的"SARS"，2005 年美国 Katrina 飓风、2006 年日本千岛地震、2008 年我国的"5·12"汶川地震、2010 年我国青海玉树地震、2011 年日本福岛核泄漏等，严重制约了社会的发展，给人类带来生命和财产的重大损失，造成深远的社会影响。大型突发事件或自然灾害发生后需要快速启动应急救灾网络，合理配置应急医疗服务基础设施，为灾区提供有效的应急服务需求，从而降低突发事件带来的损失和影响。因此，面对频繁发生的自然灾害，国家政府也颁布了一系列的政策文件和指南，从宏观政策层面，强调完善应急服务网体系的重要性。

2009 年 5 月 11 日，中华人民共和国国务院新闻办公室发布了《中国的减灾行动》白皮书。中国政府在《国家综合减灾"十一五"规划》等文件中明确提出"十一五"期间（2006—2010 年）及中长期国家综合减灾战略目标：建立比较完善的减灾工作管理体制和运行机制，灾害监测预警、防灾备灾、应急处置、灾害救助、恢复重建能力大幅提升，公民减灾意识和技能显著增强，人员伤亡和自然灾害造成的直接经济损失明显减少。其重点突出减灾能力的建设，即建立抢险救灾应急体系，提高应急处置能力。以应急救援队伍、应急响应机制和应急资金拨付机制为主要内容的救灾应急体系初步建立，应急救援、运输保障、生活救助、卫生防疫等应急处置能力大大增强。2011 年年底，国务院办公厅印发《国家综合防灾减灾规划（2011—2015 年）》，这是贯彻落实党中央、国务院关于加强防灾减灾工作决策部署的重要举措，是推进综合防灾减灾事业发展、构建综合防灾减灾体系、全面增强综合防灾减灾能力的迫切需要，对切实维护人民群众生命财产安全、保障经济社会全面协调可持续发展具有重要意义。其重点突出加强区域和城乡基层防灾减灾能力建设和自然灾害应急处置与恢复重建能力建设。

国务院办公厅 2013 年 10 月 25 日颁布的《突发事件应急预案管理办法》明确指出，针对为突发事件应对工作提供队伍、物资、装备、资金等资源保障的专项和部门应急预案，侧重明确组织资源调度、基础设施布局、不同种类和级别突发事件发生后的应急预案启动等内容。为贯彻落实《中共中央关于全面深化改革若干重大问题的决定》、《中共中央国务院关于深化医药卫生体制改革的意见》、《国务院关于促进健康服务业发展的若干意见》（国发〔2013〕40 号）精神，促进我国医疗卫生资源进一步优化配置，提高服务可及性、能力和资源利用效率，指导各地科学、合理地制订实施区域卫生规划和医疗机构设置规划，2015 年 3 月 6 日，国务院办公厅发布《全国医疗卫生服务体系规划纲要（2015—2020 年）》，明确了各医院功能定位：公立医院、县办医院、市办医院、省办医院、部门办医院主要向各自区域提供疑难危重症诊疗和专科医疗服务，接受下级医院转诊，并承担人才培养、医学科研及相应公共卫生和突发事件紧急医疗救援等任务和技术支撑，带动医疗服务的区域发展和整体水平提升，尤其提到了突发事件下应急医疗服务救援的功能。

在过去的几十年里，EMS（Emergence Medical Service，应急医疗服务）发挥越来越重要的作用。一个完善的应急医疗服务网络体系不仅可以挽救更多的生命，提高公众对医疗服务质量的满意度，而且不会过多增加政府和公民的财政负担。然而，设计一个完善的 EMS 网络不是一件轻而易举的事情，而是一个重大的战略计划问题。《全国医疗卫生服务体系规划纲要（2015—2020 年）》，强调逐步建立完善的医疗应急服务体系，以市办急救中心为龙头，县急救中心和急救网络医院共同建成比较完善的急救网络，每个地市必须设置 1 个急救中心（站），在有核电站、核设施、大型核辐射装置的省份可以建设核辐射应急救治基地；建立和完善公立医院、专业公共卫生机构、基层医疗卫生机构以及社会办医院之间的分工协作关系，合理确定应急医疗服务站的配置数量和布局，根据各级医院、社区卫生服务中心覆盖情况以及服务半径、服务人口等因素合理设置，整合各类医疗卫生机构的服务功能，为群众提供系统、连续、全方位的医疗卫生服务。因此，我国政府从国家战略规划层面提出建立和完善应急医疗服务网络，这也为本书的研究奠定了实践应用基础和宏观理论政策指导。

应急医疗服务是应急管理研究的重要内容，是大规模突发事件、自然灾害等应急救援过程中最重要的一道保障。近年来，作为多个应急管理、医疗健康和公共健康的交叉领域（图1.1），应急医疗服务相关的研究已成为学者们研究的热点。而应急管理已成为管理科学、信息科学、行为科学和安全科学等学科交叉研究的热点领域。在这一背景下，国家自然科学基金委员会于 2009 年正式启动了"非常规突发事件应急管理研究"重大研究计划，同时国家自然科学基金委员会管理科学部专门设立了应急管理项目，每年资助 4 期。从每年资助情况来看，研究越来越多关注应急服务和应急管理，这有力地推动了我国应急管理科学的研究与发展，促进了我国应急管理决策科学化，提升了政府应急管理能力建设。

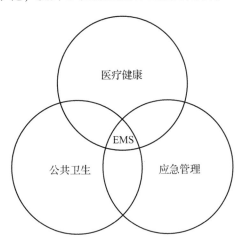

图 1.1　研究交叉领域

急救中心（重症医学中心）是向 100 万人口以上区域提供高水平院前院内急救服务的医疗机构，并承担相应的高等医学院校教学和科研任务，是国家高层次的医疗机构，是省内或全国急救医疗、教学、科研相结合的技术中心。根据卫生部发布的《中国卫生和计划生育统计年鉴 2014》，截至 2013 年，我国专业公共卫生机构中急救中心（站）总数为 312 个，较 2012 年增加 17 个。其中，城市地区急救中心（站）总数为 207 个，较 2012 年增加 7 个；农村地区急救中心（站）总数为 105 个，较 2012 年增加 10 个。此外，我国应急医疗服务机构的规模发展也比较迅速。2013 年我国急救中心（站）急救总人次为 511.2 万人次，较上年同期增长 10.3%。这些数据也说明，我国越来越重视应急医疗服务网络的设计。

虽然从国家战略层面进行了长远的规划和探索研究，但总体来说，应急医疗服务体系建设刚刚起步，EMS 在战略运作层面的实战能力建设相对缓慢，特别是针对我国人多地广的特殊国情，覆盖面不足。合理规划国家应急医疗服务体系的网络布局和未来发展，对提升应急医疗救援能力具有十分重要的意义和深远的影响。

鉴于此，本书针对应急医疗服务体系的网络布局问题，从战略与战术层面对应急医疗服务中的设施选址问题（如应急医疗服务站、急救车辆临时站点、灾前应急物资配置网络等）进行科学的探讨，构建实际可行的应急医疗服务网络，提高医疗资源的配置利用率和医疗服务水平，为我国应急医疗服务体系建设提供决策支持。

1.2　研究意义

在有限的资源和错综复杂条件下，一个有效的 EMS 系统受到若干个资源分配决策的影响，包括相关应急医疗设施（如救护车、应急医疗服务站、灾前应急物资配置网络、公共医疗救助设施等）的选址布局、急救车辆的分配、需求区域的划分、设施的分派规则等。选址决策是战略层面的，而分派设施决策是运作层面的。这两个决策通常分开制定，但是均对 EMS 评价指标产生影响。应急医疗设施服务时间非常敏感，例如病人希望救护车尽可能快到达，快速有效的应急响应时间可以挽救更多的生命。但是事实上，在我国，相当一部分区域缺乏合理有效的应急医疗服务网络，只能依靠私人车辆运输病人。由于突发事件或自然灾害的突然性、不可预测性，应急部门无法准确预测。应急医疗服务的需求存在较大的不确定性，在某一地理区域，人们不能通过任何科技手段来提前预知应急医疗服务发生的地点。因此，在当前复杂多变的环境下，应急医疗服务网络设计过程中存在诸多不确定性（如需求、成本、运输时间、随机延误、设施发生中断风险等）。

早期对于 EMS 的研究大多为选址布局模型，具体包括确定选址问题和概率选址问题。确定选址问题，并没有考虑不确定因素；尽管概率选址问题考虑了可利用的急救车辆的不确定性，但是并没有考虑其他更多的不确定性，不能够涵盖更多的实际，如需求、时间依赖的参数、动态、运输时间、设施中断等。近年来，许多学者侧重不确定性下的应急医疗服务网络设计，使用了随机规划和鲁棒优化方法。随机规划方法，假设应急服务相关参数（或概率分布）已知，或者已知大量的不确定参数的随机情景及其概率。虽然随机规划为该领域的研究提供了有效的工具，但获取准确的不确定参数的数据或概率分布是非常困难的。另外，求解大规模情景下的随机规划模型也具有挑战性，尤其对于两阶段机会约束随机规划问题。然而，随着鲁棒优化理论方法飞速发展，它在一定程度上弥补了随机规划的不足。但同样，鲁棒优化方法也存在一定的不足，鲁棒解往往非常保守，这又可能导致太过于保守的决策。虽然随机规划和鲁棒优化均存在一定的不足，但是这并不影响它们在设施选址、网络设计方面的广泛运用，尤其是在应急医疗服务领域。

基于以上分析，本书围绕应急医疗服务过程中的诸多不确定因素，如应急需求、运输成本、运输时间、随机延误、设施发生中断风险等，强调应急医疗服务网络设计问题中的相关设施选址决策优化。基于应急医疗服务设施选址中的诸多不确定性，借助随机规划、鲁棒优化和机会约束理论，从方法论和实际模型创新两方面，建立新颖的应急医疗服务设施选址决策的数学模型，并设计了有效的求解算法，并基于实际的数据，确定最优的应急医疗服务设施的选址布局、急救车辆的规模、急救车辆的分配等，满足最小总成本和既定的覆盖水平。这不仅在一定程度上降低不确定性带来的风险，提高应急医疗设施配置效率，同时为相关应急医疗部门提供决策支持。因此，针对不确定环境下应急医疗服务设施选址决策进行优化研究具有重要的理论意义和实际应用意义。

本书的研究意义主要体现在以下几个方面：

①从理论层面上说，本书综合运用运筹学、统计学、应急管理、设施

选址和凸优化理论等知识，围绕应急医疗服务过程中的诸多不确定因素，借助随机规划、鲁棒优化和机会约束相关理论，建立新颖的应急医疗服务设施选址决策的数学规划模型，这将有助于认识应急医疗服务体系的内在运作规律，完善和丰富应急管理理论和优化理论体系。另外，本书提出的数学规划模型体系和框架具有一般性，可以广泛地运用到其他相关的领域。例如，基于不确定应急需求，构建两类复杂的不确定集合，提出了两个新颖的鲁棒优化模型；建立了两阶段机会约束随机规划模型，且首次从随机规划视角提出了两阶段概率包络约束随机规划模型，这是对前者的一次创新性地延伸，并且提出了有效的近似估计。

②从模型层面上说，本书提出了一系列新颖的应急医疗服务设施选址决策优化的数学模型（两阶段随机规划模型、鲁棒优化模型、两阶段概率包络约束随机规划模型和两阶段鲁棒优化模型），并设计了有效的求解算法，在一定程度上有效弥补了随机规划和鲁棒优化模型的不足。具体而言，就是将传统的单阶段静止的应急医疗服务选址模型扩展为多阶段动态的选址模型，同时考虑更多的实际因素（如时间依赖的参数、急救车辆的重新选址）；引入机会约束或概率包络约束来刻画单个需求点的局部覆盖水平或整个应急医疗服务系统的覆盖水平；进而，采用基于离散情景的随机规划、基于对称与非对称不确定集合的鲁棒优化；首次同时整合需求、成本和设施中断等多个不确定性，且需求和成本参数是以乘积的形式在模型中存在，基于 Budget 不确定集合，建立两阶段鲁棒设施选址模型；针对所提出的模型，设计了有效的求解算法，并采用随机生成的数据，验证算法的效率。

以上提出的数学模型，有效克服了随机规划在大规模问题上的求解难题，尤其是含有机会约束的随机规划；同时，构造两类复杂的不确定集合，在一定程度上降低传统鲁棒解过于保守的问题。分布式鲁棒优化不但具备不确定参数的部分概率分布信息，而且还局限于一个有界的不确定集合中，完美地结合了鲁棒优化与随机规划，从而有效规避了其不足。与目前文献仅仅考虑单个或者两个不确定因素不同，本书同时考虑多个不同来源的不确定性，且含有复杂的非线性表达式，这也使得本书的研究更具有意义和挑战性。综上，本书不仅进一步拓展了随机规划、鲁棒优化和机会约束等理论的应用，同时在较大程度上丰富了应急医疗服务设施决策相关文献，填补了目前相关研究的空白。

③从实际应用层面来说，基于实际的数据，验证所建立的数学模型的有效性，同时也给出了不同数学规划模型下的决策优化方案，为决策者提供指导。此外，本书所提出的模型和算法，具有一般性，不仅适用于应急医疗服务设施选址（应急医疗服务站、救护车），而且也适用于其他领域的设施（消防站、消防车、移动警务站、警察巡逻车）以及公共设施选址。

无论是工业，还是医疗服务业，设施选址布局都非常关键。在工业中，不合理的设施选址布局，例如建立的设施过多或过少，都会导致过高的成本或者不能满足顾客的需求。在应急医疗服务中，同样地，不合理的设施选址布局会造成较大损失，如灾前的应急物资配置网络，如果布局较少的设施或者设施布局不合理，由于不能及时获得应急医疗服务，势必严重影响服务的质量和效率。本书综合考虑各种不确定因素，确定最优医疗设施的选址布局策略，一定程度上降低不确定性带来的风险，提高医疗设施配置效率，为相关部门提供决策支持。

1.3 研究方法

本书主要研究不确定性下的应急医疗服务设施决策优化，涉及管理科学、运筹学、应急管理、公共健康、交通物流管理等学科，定性分析与定量建模，在整合设施选址、医疗资源优化配置、应急物流等研究领域成果基础上借助随机规划、鲁棒优化、可调节鲁棒优化、分布式鲁棒优化和机会约束，建立定量的数学优化模型，确定最优的应急医疗服务设施决策。本书所运用的主要研究方法如下。

（1）文献、数据等资料的收集与整理

通过查阅国内外应急医疗服务设施选址决策、公共应急设施选址布局等方面的大量文献，梳理并归纳了文献的研究方法和相关模型，挖掘现有文献研究的不足，提出本书研究的主体框架。此外，本书充分利用承担项目的合作单位资源，通过各种实践渠道，获取需求数据，并进行初步的分析整理。

（2）优化理论的学习与理解

本书强调应急医疗服务设施选址决策过程中的诸多不确定性，例如需求、成本和设施中断等，同时引入机会约束保证满足一定覆盖水平的概率，这就提出了相应问题：如何刻画这些不确定性？如何处理机会约束？这些都是优化理论方法相关的问题。常用的不确定性下的优化方法，主要有随机规划、鲁棒优化、模糊规划和机会约束。本书主要借助前两者进行优化。因此，需要对随机规划、鲁棒优化理论进行系统深入的学习和理解。

（3）联系实际，模型构建

虽然很难建立完全符合实际的数学优化模型，但是在建模的过程中，本书根据研究目的，尽可能多地考虑实际因素到数学模型中，这样基于实际的数据，得出的解或方案相对准确，也能更好地指导决策。本书在传统的应急医疗服务设施选址模型（大多确定或者概率覆盖模型）的基础上，考虑应急需求的不确定性，引入机会约束，分别建立了三个静态的随机规划、鲁棒优化应急医疗服务网络设计模型；在此基础上，考虑更多的实际因素，将静态模型扩展到动态多阶段的 EMS 设施选址模型，提出了两个新颖的两阶段机会约束（或机会包络约束）随机规划模型；最后，考虑需求和成本的不确定性，提出了鲁棒设施选址模型，并在此基础上，进一步考虑设施发生中断，提出了两阶段鲁棒设施选址模型，并成功运用到灾前应急物资配置。

（4）设计算法，模型求解

本书所用模型均可转化或近似转化为（两阶段）混合线性整数规划（MILP）、二阶锥规划（SOCP）、二次约束规划（QCP）等的鲁棒等价模型。针对不同规划模型，采取不同的求解策略。如 SOCP 和 QCP 等二次规划问题，一般不易采用设计启发式算法求解，而现有的一些工具箱或者数学求解器（如 CPLEX、GUROBI、YAMILP）中含有求解算法，对于小规模的实际问题，可以直接求解。又如两阶段混合线性整数规划，要么不能直接采用现有的数学求解器求解，要么现有的数学求解器较难求解，尤其对于基于大量离散情景的机会约束随机规划问题，这时候需要设计精确的求解算法，例如 Benders 分解、拉格朗日松弛算法、约束与列生成算法等。

（5）随机数据与实证分析相结合

充分利用数据驱动方法，如运用 C/C＋＋、MATLAB 或 GAMS 编写程序，借助软件 CPLEX、YAMLIP 等数学求解工具和软件包，收集相关的实际数据（北爱尔兰的应急需求数据、我国四川西南地区的相关数据），将实证分析与数值算例分析相结合，确定最优的选址布局策略，同时对相关的数学结论进行验证，得出数学模型本身无法呈现的性质和结论。

第 2 章　文献综述

　　本书借助随机规划、鲁棒优化和机会约束等优化技术，着重强调应急医疗服务网络设计过程中的不确定性（如需求、成本、救护车的可利用性、应急请求的到达等），分别就应急医疗服务设施选址、救护车的动态布局和应急物资配置等三个方面，建立数学优化模型，同时提出有效的求解算法，最后将所提出的模型应用到实际的问题中。由于关于设施选址的文献非常多，为了突出本书的创新之处，本章选择了与研究密切相关的几个方面对已有的文献进行了梳理。首先，介绍国内外的研究概况；然后就应急医疗服务设施选址（尤其考虑不确定性）和应急灾害物流网络设计进行详细的梳理，其中救护车的选址问题也属于一类比较重要的应急医疗服务设施选址问题，并提炼出目前研究的不足；最后，简洁地介绍本书所涉及的优化理论方法，如随机规划、鲁棒优化、分布式鲁棒优化和机会约束规划。

2.1　国内外研究概况

　　近年来，随着设施选址理论的不断发展，再加上建模优化技术体系的日趋完善，国内外许多学者将设施选址理论模型运用到各个领域的选址问题中，如电动汽车充电桩、应急医疗服务设施、消防站、物流网络设计等。尽管目前关于设施选址的研究较多，但是对于应急医疗服务设施选址问题，大多为确定模型，且这些研究并没有针对性地强调应急或突发事件等特定条件下的设施选址布局问题。

　　Daskin（2011）针对离散设施选址模型，详细地介绍了设施选址模型、算法以及它们的应用[1]；Snyder 和 Shen（2011）系统阐述了确定情况下和不确定情况下的物流供应链设施选址模型，并给出了求解的算法[2]。Henderson（2011）提出利用 OR 工具处理应急医疗服务中的挑战和困难，并提出了一些思路[3]。Altay 和 Green（2006）梳理了 OR/MS 模型在灾害运作管理中的应用，并指出了潜在的几个研究方向[4]；Abdelgawad 和 Abdulhai（2009）将应急疏散计划与网络设计问题（NDP）相结合，运用仿真和优化建模，梳理了相关模型，并指出了研究的局限和未来研究的挑战[5]；Goldberg（2004）梳理了应急服务车辆（如救护车、消防车、警车）布局的 OR 模型，包括应急服务设施的选址、应急车辆的调度分派以及在特定情形下应急资源的重新布局分配[6]；Aboueljinane 等（2013）梳理了计算机仿真模型在应急医疗服务中的运用，并提出了几点未来研究的方向[7]。综述论文 [8 - 12]，则更系统地梳理了应急医疗服务网络设计的相关研究工作：文献 [8] 较全面梳理了医疗健康领域的设施选址问题，文献 [9] 着重强调了应急医疗服务，文献 [12] 着重强调了应急医疗服务中的挑战，尤其是不确定环境下的 EMS 决策优化问题。在国内相关的研究方面，朱建明和黄钧（2010）针对不确定环境下应急资源配送问题中鲁棒决策的模型与方法进行了研究综述，并指出了当前研究中存在的问题以及未来的研究方向[13]；杜少甫等（2013）总结了医疗运作管理领域新兴的研究热点及其进展，特别强调医疗服务设施的选址与分配问题，因为这直接影响医疗资源的优化配置的利用率[14]。

2.2　应急医疗服务设施选址

近年来，随着数学优化建模方法的不断发展，国内外许多学者针对应急服务设施、公共服务设施的布局选址问题，如应急医疗服务站、救护车、消防站、移动警务站、社区医疗服务站等，以及应急物流、应急救灾网络设计，从 OR/MS 的角度展开了一系列的研究，取得了较多的研究成果。Jia 等（2007）在传统的覆盖模型、p - 中位、p - 中心等基础上，提出了基于大规模的应急事件下的相关设施布局模型，并以炸弹袭击、天花感染暴发、炭疽热恐怖袭击为例进行了算例分析[15]。Li 等（2011）关注近年来应急响应设施选址的研究进展，总结了常用覆盖模型、超立方排队模型、动态分配模型、逐渐覆盖模型、合作覆盖模型，梳理了常见处理这些模型的优化技术和求解方法，如启发式算法、仿真等[16]。Caunhye 等（2012）梳理了与应急物流相关的优化模型，在灾害管理中，主要考虑了三类问题——设施选址、救济物资分配和受伤人员的运输，其中设施选址属于灾前的预防阶段，而后两个问题为灾后的救援阶段，还指出了应急物流问题中的挑战和难题——不确定性、复杂的多方协调、时间的紧迫性和资源的有限性[17]。Baar 等（2012）从 OR 的角度梳理了应急医疗服务选址布局的相关文献，主要考虑了突发事件的类型、目标函数、约束条件、模型假设、建模和算法[18]。Bélanger 等（2019）针对应急医疗服务中的救护车选址、分配、调度等决策，探讨了近年来相关研究不同的建模方法[11]。

通过上面的综述研究可以看出，大多数已存在的文献均假设确定情况下的应急服务设施资源的优化配置研究，主要以传统的覆盖选址模型及其延伸为主。然而，在实际动态变化的环境中，存在较多不可预测的不确定性因素，如应急需求，救护车的可利用性，运输时间、成本、中断等，正是这些不确定性因素在很大程度上增加了决策的困难。如何尽可能准确地度量这些不确定性因素，是建模过程中的一个重大的挑战。在传统的设施选址研究领域，学者们考虑利用随机规划和鲁棒优化方法建立基于不确定性因素的选址模型。Snyder（2006）梳理了考虑不确定性（如成本，需求，运输时间、中断等）设施选址的相关文献，针对随机（或鲁棒）设施选址模型进行了详细的综述，并讨论了未来利用 OR 理论方法解决设施选址问题的几个研究方向，其中重点提到鲁棒优化方法和设计元启发式算法的应用[19]。在此基础上，Snyder 等（2016）进一步梳理了物流供应链设施中断风险下的 OR/MS 相关模型，其中一部分内容为设施选址中的中断不确定性问题，尤其是公共部门相关的设施选址[20]。关于更多应急医疗服务设施选址的文献，请参考综述论文 [8 – 12]。

在考虑不确定性因素的应急服务设施选址相关研究方面，部分学者从不同的视角做了相关的研究，主要集中于概率覆盖模型、随机规划模型和鲁棒优化模型，它们的目标大多为考虑整个应急服务设施选址的最小总成本、相对后悔值或最大覆盖水平。因此，基于研究中所采用的建模优化方法，从以下几个方面梳理文献：覆盖模型（包括概率覆盖选址模型）、随机规划模型、鲁棒优化模型。

2.2.1 覆盖模型

在设施选址问题中，与覆盖选址相关的研究占了较大的比例，常见覆盖选址模型包括最大覆盖（MCLP）[21]、集覆盖（SCP）[22]等基本模型，以及它们延伸的期望最大覆盖（MEXCLP）[23]、双重覆盖（DSM）[24]、最大可到达覆盖（MACLP）等模型。在这些覆盖模型中，有的是确定模型，即所有的参数都是确定已知的；有的是概率覆盖模型，这类模型假设急救车辆的繁忙概率为 p_{busy}，进而计算急救车辆的期望概率覆盖水平。Farahani 等（2012）在 Schilling 等（1993）[25]的基础上，针对基于覆盖模型的设施选址问题进行了综述，较全面地梳理了相关的覆盖选址模型、求解算法及其应用，这也为覆盖选址的具体应用奠定了坚实的基础[26]。ReVelle（1989）较早梳理了应急服务布局模型，主要考虑了三类问题：确定的覆盖模型、考虑额外服务设施的多重覆盖模型、考虑服务设施（如救护车）可利用性的概率覆盖模型[27]。Daskin 和 Dean（2005）梳理了医疗健康领域中的设施选址模型，如集覆盖、最大覆盖和 p – 中位等[28]。Li 等（2011）关注近年来应急响应设施选址的研究进展，主要从覆盖模型和优化技术的角度，从简单基本的覆盖模型，如最大覆盖、集覆盖等，到它们的延伸，如双重覆盖、期望最大覆盖、最大可到达覆盖等[16]。

对于确定的覆盖模型，往往基于实际的数据进行分析和研究。Toregas 等（1971）较早运用集覆盖模型研究应急服务设施的选址[22]。Daskin 和 Stern（1981）在 Toregas 等（1971）[22]的集覆盖模型的基础上，建立了一个基于分层目标的应急医疗服务车辆的集覆盖模型，最小化覆盖所有区域的应急服务车辆的数目[29]。Gendreau 等（1997）首次提出了双重覆盖模型，引入了两个覆盖半径 r_1、r_2，$r_1 \leqslant r_2$，要求所有的应急请求必须在 r_2 时间或距离内被服务，一部分比例的需求允许在 r_1 时间或距离内被服务[24]。双重覆盖模型虽然提供了一种更可靠的方式满足应急需求，但是这也就导致了急救车辆过低的利用率，尤其在目前应急医疗服务设施资源严重紧缺的情况下。作为以上两种基本模型的直接应用或者延伸，采用覆盖选址模型研究应急医疗服务设施相关的选址研究[30-35]，其目标一般为最大覆盖需求、最小的开放设施的数目、最短的运输距离或时间、最小总成本等。Brotcorne 和 Laporte（2003）梳理了过去三十多年关于救护车选址与重新选址的相关文献，主要有两类模型：计划阶段忽略随机因素的确定模型和由于服务台忙碌而不能提供服务的概率覆盖模型。此外，还提到了救护车的动态选址布局问题。在当时该方面的研究相对较少[36]，但近年来，基于概率覆盖的选址问题蓬勃发展。Jia 等（2007）建立了大规模应急事件下的医疗供应点的最大覆盖选址模型，每一个节点的需求来自多个不同等级水平的供应点，这样在一定程度上降低需求不确定性带来的影响，并设计三个启发式算法求解该模型[30]。Balcik 和 Beamon（2008）针对人道主义救援问题，在传统的最大覆盖模型的基础上，建立了一个将设施选址与库存决策结合，考虑多个种类的物资、预算约束和容量限制约束的覆盖模型，确定物资分配中心的最优数目和选址地点，以满足灾区人们的需求[31]。Baar 等（2009）在传统最大覆盖模型的基础上，分别建立了单阶段和多阶段的双重备份的应急医疗站覆盖选址模型，它们的目标类似，均为最大化某段时间（或多个计划时期）内的两个不同的应急医疗站服务的总人口数目，利用禁忌搜索算法，针对伊斯坦布尔地区的真实数据进行分析，并与CPLEX 的结果进行比较[32]。Siddi 等（2013）研究了加拿大多伦多市区的公共自动体外心脏去颤器（AED）的布局问题，建立了覆盖选址的数学模型，在给定的 AED 的有效覆盖半径和数目的情况下，其目标为最大化院外心跳停止的覆盖范围，结果表明增加 AED 的有效覆盖半径，能够大大提高总体的覆盖水平[33]。Schneeberger 等（2016）在 Gendreau 等（1997）[24]的基础上，不考虑重新选址和多时期等约束条件，建立了一个单周期的双重覆盖模型，根据求解得到的选址的结果，提出了一个重新选址模型。

概率覆盖选址问题，考虑急救车辆的可利用性，假设救护车繁忙的概率已知和应急需求的相互独立性。Daskin（1983）考虑应急医疗服务车辆忙碌的概率，结合排队理论，建立了应急医疗服务系统设计的期望最大覆盖模型[23]。Ball 和 Lin（1993）提出了一个基于可靠性的应急服务车辆的覆盖选址问题，考虑了应急服务车辆忙碌的概率[37]，为后续的许多研究奠定了基础。Mandell（1998）建立了一个两层的应急服务系统的覆盖模型，即基础生命支持单元（BLSU）和高级生命支持单元（ALSU），其目标为最大化急救服务电话的数量，同时考虑了 2 个服务台的排队系统[38]。

Sorensen 和 Church（2010）在 Daskin（1983）的期望最大覆盖模型[23]与 ReVelle 和 Hogan（1989）的最大覆盖模型[39]的基础上，提出了一个改进的局部可靠性—最大期望覆盖选址问题，将需求节点的忙碌概率与期望最大覆盖的目标相结合，使之更符合真实的情形，并且指出了传统的可靠性的不足[40]；Erkut 等（2009）考虑救护车的可利用性和响应时间的不确定性，利用最大覆盖、概率覆盖等五个现有的覆盖优化选址模型，选取加拿大阿尔伯塔的数据，进行求解分析，并且通过近似超立方排队模型比较五个覆盖模型的解的质量[41]。Murali 等（2012）针对大规模的生物恐怖袭击事件后医疗救助药品供应站的选址问题，在传统最大覆盖模型的基础上，考虑距离相关的覆盖函数和不确定需求，引入概率约束刻画需求不确定性，设计选址—分配启发式算法求解，确定最优的供应站的选址点和医疗救助药品的分配方案，最后以洛杉矶县炭疽热袭击为例进行分析[42]。Shariff 等（2012）在传统最大覆盖模型的基础上，考虑马来西亚岛医疗健康设施的数目的容量限制，建立容量限制的最大覆盖选址问题，并设计改进的遗传算法求解该问题[43]。Limpattanasiri 和 Taniguchi（2013）研究了城市在正常交通情形和拥堵交通情况下的最大覆盖救护车选址问题，提出了两层目标的救护车最大覆盖选址模型。与其他研究不同的是，该模型基于动态规划设计求解的搜索算法[44]。Maleki 等（2014）考虑重新分配决策，进一步延伸了期望最大覆盖模型，然后建立了广义的救护车分派模型，目标为最小化运输时间[45]。Ansari 等（2015）考虑运输时间和救护车可利用程度的不确定性，基于救护车制定任务的偏好清单，提出了一个最大期望覆盖模型[46]。与传统的 0－1 覆盖不同，Chan 等（2016）研究了加拿大多伦多市区的公共 AED 的布局问题，在传统的最大覆盖选址布局模型的基础上，充分考虑旁观者的不同行为特征，建立了三个混合非线性整数概率覆盖模型，通过核密度估计（KDE）确定心跳骤停发生的空间概率分布，最后利用多伦多市区的历史数据进行实证分析，结果表明，与现有公共 AED 布局相比，重新布局优化后覆盖水平提高了 40 个百分点[47]。同样地，van Den Berg 等（2016）利用概率覆盖拓展了期望最大覆盖模型[48]。

除了考虑急救车等应急医疗服务设施的不确定性外，Berman 等（2013）还考虑了网络中车辆运行时间的不确定性，建立了三个最大覆盖选址模型（期望覆盖、鲁棒覆盖、期望 p－鲁棒覆盖模型），基于不同的车辆运行时间的情景，设计了拉格朗日松弛和贪婪启发式算法求解[49]。Chanta（2014）等主要针对应急医疗服务中地面流动护理的救护车选址布局问题，突出资源利用的公平性，建立了三个双目标的覆盖选址模型，其目标是平衡城市和农村的患者对救护车布局点的第一时间响应水平，同时为相关的政策制定者提供决策支持[50]。

上面所提到的覆盖模型，大多关注静态的设施选址问题。然而，在实际过程中，应急医疗服务的过程错综复杂，带有明显的动态性。与单阶段静态模型相对的是多周期多阶段的动态选址模型，尤其是对于救护车的动态选址。第一个动态应急医疗服务设施的选址模型是由 Gendreau 等（2001）[51]提出的，他建立了一个多周期的双重覆盖选址模型，同时考虑了救护车的选址和重新分配决策，其后续的研究[52-54]均是在此基础上拓展的。此外，还有一些学者利用动态规划或近似动态规划建立应急医疗服务设施选址模型[55,56]，但由于动态规划的维数魔咒的求解难度，这在一定程度上限制了动态规划方法的应用。

较之国外相关的研究，国内相关的研究相对较少。Su 等（2015）改进经典的救护车布局方法来优化急救资源的分配，在传统的双重覆盖模型的基础上，引入一个新的最小总期望成本的目标函数，并提出了求解大规模问题的启发式算法，利用上海地区的真实数据进行救护车布局的成本效益分析[57]。葛春景等（2011）针对应对重大突发事件的应急服务设施选址布局，引入最大、最小临界距离的概念，考虑应急设施的多等级覆盖水平，建立覆盖选址模型并用改进的遗传算法进行求解[58]。

因此，尽管基于覆盖模型的应急设施选址问题的相关研究较多，但是这些研究大多为确定模型或概率覆盖模型，且大多为静态模型，它们仅仅强调急救车辆的可用程度的不确定性，然而，在实际中往往存在较多的不确定性（应急需求、运输成本、运输时间、设施中断等），且应急医疗服务选址过程应该为一个动态的过程，所以覆盖模型存在一定的不足。如何刻画不确定性，以及如何将更多的实际因素（如动态性、时间相关性）融入选址模型中，是研究的关键问题。

2.2.2 随机规划模型

除了急救车辆可利用不确定性外，在应急医疗服务设施选址的过程中，还有许多其他的不确定性，如应急需求的不确定性，而随机规划正好为其提供了一种较好的求解工具。近年来，基于随机规划的应急设施选址问题的研究成为学者们研究的热点，取得了一些成果。早期 Ball 和 Lin（1993）通过引入一个机会约束，保证在某一需求点满足一定的概率覆盖水平，提出了一个考虑可靠性的应急医疗服务设置选址模型[59]。Beraldi 等（2004）研究了应急医疗服务设计问题，建立了一个带有概率约束的随机规划模型，其目标为总成本最小化，确定最优的应急医疗服务站的选址和应急服务车辆的数目，以达到预先确定的服务水平[60]。Beraldi 和 Bruni（2009）在考虑应急医疗服务设施选址中需求的不确定性的基础上，提出了一个新颖的带有概率约束的两阶段随机规划模型，基于随机需求的离散情景集合，设计了三个启发式算法求解[61]。Zhang 和 Li（2015）同样引入概率约束，提出了一个随机概率模型，通过假设不确定需求的分布，得出了二阶锥规划的等价问题[62]。Naoum‐Sawaya 和 Elhedhli（2013）采用离散的随机情景刻画应急需求的不确定性，提出了一个两阶段随机规划模型，其中第二阶段设施的重新选址决策，其目标为最小化重新选址的设施的数量[63]。Nickel 等（2016）也考虑应急需求的不确定性，建立了随机规划模型，在最小化总成本的目标下，确定最优的选址与分配，采用一个新颖的基于样本的方法求解，但是该求解方法不能求解大规模的样本或情景[64]。Boujemaa 等（2017）建立了一个考虑两层结构的应急医疗服务设施选址与分配随机模型[65]。Sung 和 Lee（2017）利用离散情景刻画急救电话到达的不确定性，提出了两阶段随机规划模型，一个情景被定义为一系列应急电话的到达，采用基于 Logic 的 Benders 分解算法求解，但对于较大规模情景的问题，求解比较困难[66]。Mete 和 Zabinsky（2010）基于灾害不同的级别和类型，建立了一个两阶段随机规划模型：第一阶段为医疗物资仓库的选址决策，确定最优的医疗供应物资的仓库选址和库存水平，利用离散情景方法求解；第二阶段为医疗物资的分配运输路径优化，确定最优的物资的分配路线[67]。

在随机规划应急医疗服务设施选址的文献中，两个研究与本书的研究密切相关：Beraldi 和 Bruni（2009）考虑应急医疗服务设施选址中需求的不确定性，提出了一个新颖的带有概率约束的两阶段随机规划模型，基于随机需求的离散情景集合，设计了三个启发式算法求解[61]。本书可以作为

Beraldi 和 Bruni（2009）[61] 从静态到动态、从一般的机会约束到广义的概率包络约束的延伸，且提出了更为有效的求解算法。Noyan（2010）将风险度量与应急医疗服务系统的设计相结合，考虑急救服务需求和可到达的急救车辆的不确定性，利用风险度量量化未被满足的需求，建立了两类随机优化模型：第一类模型引入了机会约束；第二类模型在第一类模型基础上增加了随机优势约束，基于离散的情景分析方法，设计启发式算法求解大规模的算例，确定最优的设施选址点和急救车的数量，满足预期的服务水平，但是离散情景数量一定程度上增加了模型的计算难度[68]。除最小化总成本，本书的研究还保证一定的覆盖水平，在覆盖水平总成本之间权衡，且强调动态环境下的选址问题，并提出有效的求解算法。

国内也有基于随机规划的相关研究。王海军等（2013）针对突发事件多发区域的应急储备库的选址问题，基于离散的突发事件情景，考虑需求与运输时间的不确定性，建立了两阶段随机规划模型，并设计了混合遗传算法对模型进行求解[69]。

尽管以上基于随机规划的相关研究非常有意义，但还不能够完全刻画和衡量应急医疗服务设施选址问题的随机性和动态性，应急需求每月、每周、每天，甚至每天的不同时间段都在波动。在建模的过程中，考虑更多实际因素（如动态性、时间相关性），是未来研究的方向。随机规划为不确定环境下的应急设施选址提供了较好的方法，但也有一些局限：假设已知随机变量或不确定参数精确的概率分布，在实际中几乎不成立，因此只能依靠历史样本数据；随机规划模型的目标为最小化期望成本或负效用，一般为积分函数，对于高维问题，计算难度较大，且目标未能充分体现决策者的风险偏好，如最坏情况下的策略等；其目标为最优化系统最坏情况下的绩效（成本、利润）或后悔值，如何有效地克服这些问题，也是未来进一步研究和探索的方向。另外，基于随机规划方法，目前的商业软件，如 CPLEX，可求解小规模的实际问题，但对于求解中等或大规模问题仍十分困难，因此，设计有效的精确算法也是未来的研究方向之一。

2.2.3　鲁棒优化模型

近年来，鲁棒优化及其应用成为研究的热点，越来越多的国外学者利用鲁棒优化研究设施选址问题，取得了一系列成果[19,70]，但是基于鲁棒优化的应急医疗服务或应急物流相关的设施选址研究相对较少。Huang 等（2007）研究了多类应急服务资源的最优分配问题，在考虑交通网络的不确定性基础上，引入后悔值思想，建立基于绝对后悔值的鲁棒选址—分配混合线性整数规划模型，确定有限的应急服务车辆（救护车、消防车等）最优的分配策略，最后运用新加坡的实际数据验证该模型[71]。Zhang 和 Jiang（2014）考虑了需求不确定性，利用 Ellipsoid 不确定集合刻画不确定需求，建立了一个双目标非线性模型，设计了一个有效的应急医疗服务网络，确定最优的应急医疗服务站的选址点和数量，利用鲁棒优化将其转化为易求解的二次约束规划，并利用折中规划求解多目标规划，最后通过数值算例验证该模型[72]。Shishebori 和 Babadi（2015）建立了一个带有 p - 鲁棒约束的混合线性整数规划模型，研究医疗中心的选址网络设计问题，同时考虑需求与成本等不确定性、系统中断、投资预算约束等，并利用 Mulvey 等（1995）[73]基于情景分析的鲁棒优化方法来降低不确定性带来的影响，最后用实际的例子验证提出模型[74]。Degel（2016）研究了动态变化和不确定环境下应急医疗服务系统最优动态适应过程的设计问题，在确定的多目标模型的基础上，考虑不确定性因素，基于离散的情景，建立了鲁棒覆盖模型、随机期望覆盖模型和期望—鲁棒—可靠性覆盖模型[75]。Chan 等（2015）考虑心跳骤停发生地点的不确定性，将连续的区域离散化为一系列情景，利用 Polyhedron 不确定集合刻画应急事件发生的概率，建立了混合线性整数规划模型，并设计了行—列生成算法，基于多伦多的历史数据，进行了实证分析[76]。Zarrinpoor 等（2017）提出了一个新颖可靠的多等级的医疗服务网络设计问题，假设在两层的网络结构中，服务转诊发生，同时考虑设施发生中断的不确定性，基于 Box 不确定集合，建立了两阶段鲁棒优化模型，其中第二阶段为设施发生中断后的决策，然后设计了 Benders 分解算法求解，并且给予伊朗某地区的实际数据进行分析[77]。对于同样的问题，Zarrinpoor 等（2017）也考虑需求和设施发生中断的不确定性，研究一个可靠的两层的医疗服务网络设计问题，基于优先排队理论确定顾客的期望等待时间，采用 Mulvey 等（1995）[73]的鲁棒随机情景优化方法，建立了两阶段随机模型，并设计了有效的 Benders 分解算法[78]。考虑到对于覆盖模型的输入参数往往存在不确定性，Lutter 等（2017）在传统的集覆盖模型基础上，提出了 Γ – 鲁棒（概率）α – 覆盖选址问题，通过引入鲁棒不确定参数 Γ，基于 Bertsimas 和 Sim（2004）[79] 的 Budget 不确定集合，得到了三个混合线性整数规划模型，通过应急医疗服务设施选址的实例，对所提出的模型进行了比较分析[80]。彭春等（2017）考虑应急需求的不确定性，构建四类不确定需求集合对应的应急医疗服务站鲁棒配置模型，结果表明，Ellipsoid 不确定集合配置模型开放设施较少，总成本较小，鲁棒性较好[81]。

总体来说，尽管许多学者建立鲁棒设施选址模型，如电动车充电桩、物流供应链、灾前网络设计等，但较少采用鲁棒优化方法对不确定性下的应急医疗服务设施选址进行建模优化研究相对较少。此外，现有的文献大多基于 Mulvey 等（1995）[73] 的离散情景分析和 Bertsimas 与 Sim（2004）[79] 的不确定集合的鲁棒优化思路。但基于离散情景的鲁棒优化方法存在一定的弊端：确定一定数量的概率情景较困难，如果情景非常多，则求解难度较大。对于基于不确定集合的鲁棒优化思路，前面提到的文献，大多采用较简单的不确定集合（如文献 [81]），而且这些不确定集合往往导致较为保守的解，且只考虑单一的不确定因素（如需求、成本、运输时间、设施中断），这在一定程度上限制了决策的范围。在实际中，存在较多的不确定性、多种不确定因素、更为复杂的不确定集合，因此这些都是未来需要进一步研究的系列问题。

2.3 应急物资配置

近年来，世界各地自然灾害频繁发生，给各国人民带了严重的生命、财产损失。为了有效应对自然灾害带来的影响，越来越多的学者开始研究应急物资配置网络或应急物流[4,10,17,82,83]。根据计划时间的不同，应急物资配置网络可以分为两种：一种为灾前应急物资配置物流，另外一种为灾后应急物资配置物流。灾前应急物资配置强调预防性，通过对历史数据或者统计数据分析来提前确定应急物资的临时供应点和物资的分配网络；而灾后则强调灾害发生后的救灾响应能力，尤其要考虑错综复杂的不确定环境。无论哪一种类型，应急物资配置均属于一类设施选址问题，同样存在应急物资的需求、成本、运输时间、设施中断、风险等诸多不确定因素。文献［10］梳理了目前与应急物资配置相关的文献，文献中将模型分为四类——确定模型、动态模型、随机模型和鲁棒模型，并给出了最基本的模型及其求解算法。众所周知，设施选址问题（Facility Location Problem，FLP），由于选址决策环境的复杂性，成本、时间、需求、风险及其他输入参数的不确定性，增加了决策的困难。根据选址参数的概率分布信息，FLP 分为两大类：随机选址问题（Stochastic – FLP）和鲁棒选址问题（Robust – FLP）[19,20]。对于随机选址问题，其参数已知或者未知参数的概率分布已知，目标是求解最小期望成本（最大期望利润）或最大化满足某一约束的概率，例如 p – 中位模型、最大覆盖（概率）模型等[1]；对于鲁棒选址问题，在参数不确定情况下，且概率分布信息未知，不确定参数大多以离散情景或者特定的不确定集合的形式表示，其目标函数为最优化系统最坏情况下的绩效（成本、利润等）或后悔值。因此，接下来，基于与本书的研究密切相关的三个分支——随机规划模型、鲁棒优化模型和设施中断选址模型，来对现有文献进行梳理。

2.3.1　随机规划模型

近年来基于随机规划的不确定性下应急物资配置相关设施选址研究较多。随机设施选址可被看作为一般化的运输问题，利用随机变量或者借助随机生成的情景刻画不确定性。Ahmadi – Javid 等（2017）对医疗健康领域的应急医疗服务设施选址进行了较为详细的综述，专门介绍了随机规划模型[8]。Shen 等（2008）针对飓风或恐怖袭击等重大突发事件发生后的应急疏散计划，考虑了灾后交通系统的高度不确定性和时间独立性的特点，建立了两个随机模型：第一个模型将风险管理与安全避难场所的选址相结合，第二个模型为实时的疏散路线决策，最后基于离散的情景集合设计算法求解[84]。Rawls 等（2010）研究了多类应急资源灾前的网络设计，基于离散的随机情景刻画不确定需求，建立了随机规划模型，并提出了基于拉格朗日松弛的 L – Shaped 求解算法[85]。Doyen 等（2012）运用两阶段随机规划建立人道主义援助设施选址模型，将该两阶段随机模型等价于混合整数规划问题，给出拉格朗日松弛求解算法[86]。Jeong 等（2014）在设计应急物流网络（ELNs）时，考虑了效率、风险和稳健性等度量指标，从战略层面和运作层面出发，建立了效率和风险的混合线性整数规划模型，通过南加州的灾害的历史记录数据验证该模型，为决策者提供了建议[87]。Verma 和 Gaukler（2015）研究了灾害响应设施（如应急物资供应点、临时仓库、临时避难场所）的选址问题，基于灾害对响应设施和附近人口密集中心的损坏影响，建立了两个选址模型，其中第一个为确定模型，考虑灾害对响应设施和附近人口密集中心的损坏影响与距离相关，在此基础上，第二个模型将灾害的损坏影响视为一个随机变量，并利用 Benders 分解算法求解，最后根据加利福尼亚的地震数据验证两个模型，结果表明，随机模型明显优于确定模型，也更符合实际[88]。Hong 等（2015）考虑了不确定需求和运输容量，建立了基于风险规避的随机规划模型，引入了机会约束，保证满足灾区需求的概率不低于预先设定的水平，借助 Gale - Hoffman 不等式和组合优化方法，将机会约束转化为易求解的混合线性整数规划，最后以美国西南海岸的飓风为例证明模型的有效性[89]。Salman 和 Yücel（2015）考虑了应急物流网络中交通道路的脆弱性（可能会发生不同程度的损坏，并给出道路损坏发生的概率），建立了灾害预防阶段的应急响应设施的随机规划选址模型，利用情景生成算法产生大量道路损坏的情景，并设计禁忌搜索算法求解该模型，最后以伊斯坦布尔的地震数据进行分析，并且比较了道路没有损坏、道路独立损坏、道路依赖损坏下的结果分析，结果表明，考虑道路依赖损坏能够明显提高应急响应设施的总需求覆盖的比例[90]。Mestre 等（2015）研究了计划时期内的医院网络的设计问题，在总成本最小化的同时，尽可能提高医院网络分布在地理区域上的均衡，充分考虑了需求等不确定参数和医院网络设计过程中的实际特点，建立了两个随机优化模型——第一个模型主要为医院的选址决策，第二个模型为医院的选址—分配决策，通过生成一系列的离散情景来刻画未来的不确定需求，最后以葡萄牙的实际数据为例验证该模型，结果表明，在没有确定参数（如需求、运输时间）的全部信息的情况下，决策者可根据不同选择下的影响进行决策[91]。Klibi 等（2017）研究了一个计划周期中的应急物资配置的网络设计问题，基于离散的情景数据，建立了两阶段随机规划模型，并采用样本均值近似（SAA）求解[92]。Noyan（2017）提出了含有多元风险约束的两阶段随机规划模型，并设计了有效的精确分解算法，最后运用到灾前人道主义救援物流网络的设计中[93]。

许多国内学者也针对随机设施选址进行研究，研究方法主要为基于离散的情景刻画随机性，建立对应的混合线性整数规划模型。朱建明和黄钧（2010）系统地梳理了应急资源配送的研究进展，尤其是不确定性下的应急设施的选址研究[13]。徐大川等（2014）系统地梳理了设施选址问题的近似算法，尤其是随机设施选址问题[94]。刘亚杰等（2013）考虑了震后初期动员阶段对救援品需求的不确定性，基于离散的情景，建立选址—分配随机混合线性整数规划模型[95]。周愉峰等（2015）基于不同地区建立储备库的不同失灵概率，建立了应急物资储备库的可靠性 p – 中位选址模型[96]。葛洪磊和刘南（2014）利用区域灾害系统理论构建了复杂灾害情景，描述了突发事件的复杂性和高度不确定性，建立了两阶段随机规划模型，制定了应急设施的定位决策、应急资源的库存决策和不同灾害情景下应急资源分配预案[97]。朱建明（2015）基于时效性、均衡性和鲁棒性为核心的评价体系，提出了摧毁情景下的多目标优化的设施选址模型[98]。王海军等（2015）考虑不确定性需求和车辆运输时间，利用机会约束规划方法，建立了最小化时间和成本的双目标随机规划应急物资配送模型[99]。

随机规划为不确定设施选址提供了较好的方法，但同样有一些局限：确定代表性的情景及其概率非常困难；选取相对较少数量情景，一定程度上限制决策范围，而对于较大规模的情景问题，求解又具有挑战性，尤其是包含机会约束的两阶段随机规划问题；目标为最小化期望成本，未能充分体现决策者的风险偏好，如最坏情况下的策略等。另外，针对诸多参数的高度不确定性，除了随机情景外，如何刻画不确定性也是研究的方向之一。针对随机规划方法的不足，设计有效的算法是未来研究的方向之一。

2.3.2　鲁棒优化模型

近年来，随着鲁棒优化理论的不断发展，与之对应的鲁棒设施选址研究也逐渐丰富[19,20]，但目前的研究大多仅考虑单一的不确定因素，所用的方法主要为基于参数的不确定集合和基于离散概率情景的 min – max 或者 max – min（如文献［100］中的 p – 鲁棒模型），接下来从这两方面梳理相关文献。

Mulvey 等（1995）提出了一种基于随机情景的鲁棒优化方法[73]，这种方法被广泛应用到应急物资配置或应急物流选址中[101-104]。Paul 等（2012）提出了一个应急物资仓库的选址问题，并采用 Mulvey 等（1995）[73]的鲁棒优化方法建模[102]。Bozorgi、Amiri 等（2013）利用 Mulvey 等（1995）[73]的鲁棒情景优化方法，建立了一个多目标鲁棒随机规划模型，研究人道主义救援物流网络设计问题。该模型中同时考虑了需求、供应、成本等不确定性，而且还包含了救援物资分配中心等设施部分中断破坏的情况，其目标为最小化总惩罚成本（由于参数不确定而引起的模型解的不可行）的期望值和方差，同时通过最小最大受灾地区的短缺物资量，最大化受灾区的满意度水平，采用折中规划求解该双目标规划问题，最后以伊朗地震为例，采用离散情景法求解，结果表明，该模型有助于灾害救援过程中的设施选址和物资分配的决策[103]。Jabbarzadeh 等（2014）研究了灾后血液供应链网络动态设计问题，利用 Mulvey 等（1995）[73]的基于情景分析的鲁棒优化方法，考虑不同的灾害情景，建立了一个多个时期的鲁棒优化模型，确定最优的血液供应站的选址点的位置和数量以及分配决策，最后以伊朗地震为例验证该模型，并与随机模型进行比较，结果表明，该模型有助于实际中的选址和分配决策[104]。Rezaei 等（2016）同样基于 Mulvey 等（1995）[73]的鲁棒优化方法建模，提出了一个多目标灾前应急物资的预配置[105]。此外，Hatefi 和 Jolai（2014）同样考虑由于自然灾害造成的中断风险和不确定需求，利用离散概率情景刻画不确定性，引入 p-鲁棒约束，建立鲁棒正向—逆向物流网络设计模型[100]。

尽管传统的鲁棒设施选址研究较多，但在应急物资配置领域的研究相对较少。Ben-Tal 等（2011）研究不确定需求下的多个时期的人道主义救援应急物流计划问题，基于 Interval 不确定集合，运用鲁棒优化理论，建立了基于细胞传输模型（CTM）的动态交通分配模型，采用 min-max 准则和可调节的鲁棒优化（Adjustable Robust Optimization，ARO）方法，得到可调节仿射变换的鲁棒等价（AARC）问题，最后利用模拟数据进行求解，并与确定模型比较分析[106]。目前，基于不确定集合的鲁棒设施选址研究逐渐增多。Atamtürk 和 Zhang（2007）利用两阶段的鲁棒优化方法研究不确定需求下的运输网络设计问题[107]。Baron 等（2011）建立鲁棒网络设施选址模型，考虑多周期、多产品的不确定需求，确定新建设施的位置、数量、容量、产量等参数，且考虑两类需求不确定集合[108]。Ardestani – Jaafari 和 Delage（2017）将 Baron 等（2011）[108]的模型扩展为基于仿射变换可调节的鲁棒优化等价模型，并得出了多个近似的保守等价问题，基于列与约束算法求解，与之前的模型相比，该模型更具有灵活性[109]。Gabrel 等（2014）考虑多阶段的不确定需求下的鲁棒运输网络选址问题，建立两阶段鲁棒选址模型[110]。Gülpinar 等（2013）研究了提供单一产品、固定容量的不确定顾客需求的设施选址问题[111]。An 等（2014）考虑设施发生中断风险和需求的波动变化，建立了一个可靠的两阶段鲁棒 p – 中位设施选址模型，并提出求解的列与约束启发式求解算法[112]。以上文献仅考虑单一的不确定因素，部分学者同时考虑两个或两个以上不确定因素，例如，Mudchanatongsuk 等（2008）同时考虑两个不确定因素（运输成本和需求），基于多种不确定集合，建立鲁棒网络设计模型，并采用列生成算法求解[113]。类似地，Berglund 和 Kwon（2014）也同时考虑运输卡车数量和风险的不确定性，基于 Budget 不确定集合，建立危险品运输的鲁棒模型[114]。

针对应急资源配置优化、应急医疗服务设施选址、危险品路径优化、灾害预防等领域，国内学者展开了一些研究，但针对应急物资配置的研究相对较少。朱建明和黄钧（2010）考虑应急资源配送过程中数据信息的多源性、缺失性和不一致性等不确定因素，梳理了应急资源配送的研究进展，指出对于应急设施的选址研究，大多采用模糊理论、随机优化和鲁棒优化建立模型[13]。钟慧玲等（2013）研究了危险品道路运输过程中应急设施选址问题，基于离散情景方法，建立了双目标 α – 鲁棒模型，其目标是使建立的应急设施数目最少和期望的加权覆盖率最大，并设计贪婪算法求解[115]。麻存瑞和马昌喜（2014）针对危险品运输路径优化中的不确定风险，基于 Interval 不确定集合，采用 Bertsimas 和 Sim（2004）[79]的鲁棒离散优化理论，建立鲁棒性可调的危险品运输路径鲁棒优化模型，最后利用改进的遗传算法求解[116]。俞武扬（2013）考虑应急物资配置过程中的不确定需求和道路的阻断情况，采用 Bertsimas 和 Sim（2004）[79]的鲁棒离散优化理论，引入两个不确定水平控制参数，建立了一个两阶段应急物资鲁棒配置模型，并利用 Benders 分解算法求解第二阶段问题[117]。张玲等（2014）考虑需求信息的分布难以确定，建立了基于 Interval 需求不确定集合的灾后应急救灾网络规划两阶段模型，利用鲁棒优化方法转化为易求解的等价问题[118]。张玲等（2014）针对灾害发生时需求等不确定性，建立基于情景的应急资源布局两阶段鲁棒模型，确定最优的应对自然灾害的应急资源布局问题，利用离散情景方法求解鲁棒模型[119]。陈涛等（2015）考虑灾情信息具有动态性、不确定性等特征，建立了基于信息更新的资源调配两阶段鲁棒随机优化模型，基于灾情的离散情景集合，设计启发式算法求解[120]。张玲等（2014）针对应急救灾网络的构建问题，考虑到突发灾害初期灾情相关参数概率分布情况难以获取，建立了基于情景的 min – max 后悔值准则的应急救灾网络构建鲁棒优化模型，同样，利用离散的情景分析方法求解[121]。曲亚萍（2014）围绕应急资源的前期配置、事后调配与交通疏散三个重要的应急救援项目，基于 Interval 或 Ellipsoid 不确定集合对应急资源需求信息的缺失特征进行刻画，建立鲁棒优化模型[122]。刘慧和杨超（2016）采用 Box 不确定集合刻画需求的不确定性，建立鲁棒服务设施网络设计模型[123]。彭春等（2017）考虑应急物资配置多过程中应急资源的成本不确定性，引入 Box 和 Ellipsoid 不确定集合刻画不确定性，确定最优的应急资源临时供应点的选址和运输路径[124]。

此外，现有的文献大多基于 Mulvey 等（1995）[73]的离散情景分析（如 Bozorgi – Amiri 等 2013[103]、Jabbarzadeh 等 2014[104]、张玲等 2014[121]）和 Bertsimas 与 Sim（2004）[79]的不确定集合的鲁棒优化思路。但是基于离散情景的鲁棒优化方法存在一定的弊端，确定一定数量的概率情景较困难，如果情景非常多，则求解难度加大。对于基于不确定集合的鲁棒优化思路，如 Ben – Tal 等（2011）[106]、Zhang 和 Jiang（2014）[72]、Zhang 和 Li（2015）[62]、麻存瑞和马昌喜（2014）[116]等进行了研究，但多考虑单一的不确定因素，这在一定程度上限制了决策的范围。实际存在较多的不确定性，因此本书的研究基于多种不确定因素，利用鲁棒优化研究应急服务设施选址问题。

综上，从现有的文献来看，基于鲁棒优化的设施选址研究相对较多，而对于不确定条件下的应急物资配置领域的鲁棒设施选址问题，研究相对较少，且大多是基于离散鲁棒随机情景优化[73]。基于不确定集合的相关研究则更少，且大多考虑某单一不确定因素，采用较简单的不确定集合，如 Interval，Box，Polyhedron，Budget，Ellispoid 不确定集合，而同时考虑两个不确定因素且两个独立不确定参数以乘积的形式出现的研究几乎没有。本书的研究运用鲁棒离散优化理论，在考虑单一不确定因素的基础上，建立了一个新颖的同时含有需求和运输成本乘积不确定性的鲁棒选址模型，引入两个不确定水平参数，调节解的最优性和鲁棒性。这不仅丰富了应急物资配置的相关研究，同时也进一步拓展了鲁棒优化的应用领域。

2.3.3　中断设施选址模型

在应急管理背景下，还有一类特殊的不确定因素，即设施发生中断。一旦某个设施发生中断，它就丧失了所有或部分服务的功能。设施发生中断的原因可能有多种，如人为蓄意破坏、自然灾害、大规模突发事件等。近年来，由于自然灾害的频发，针对设施发生中断不确定性条件下的设施选址问题的研究[20]逐渐增多。目前关于中断设施选址研究主要分为三类：一是假设设施发生中断的概率[125-135]，即已知中断发生的概率分布信息；二是采用离散的随机情景刻画中断事件的发生[74,78,136,137]；三是不依赖任何关于中断发生的概率分布信息，利用不确定集合刻画中断设施发生的个数[78,112]。前两者均为随机规划问题，相关的研究较多，尤其针对第一个类型的研究，最后一个则涉及鲁棒模型，研究相对较少。

Drezner（1987）首先提出考虑可靠性的设施选址问题，假设每个设施以给定的概率工作，建立 p – 中位可靠的设施选址模型[125]。基于 p – 中位选址模型，Snyder 和 Daskin（2005）将 p – 中位与无容量限制固定成本的选址问题（UFLP）结合，并假设施中断的概率相等且独立不相关[126]。Berman 等（2007）同样假设独立的设施发生中断的概率，顾客拥有设施是否发生中断的完全信息，建立了可靠的 p – 中位选址模型，并提出了求解的启发式算法[127]。与之前的研究不同，Li 和 Ouyang（2010）假设选址点依赖的相关中断概率，如果设施发生中断，顾客则被转移到其他正常的设施，并产生运输成本，提出了可靠无容量限制的固定成本选址问题（RUFLP），建立了连续统近似（CA）模型[128]。Cui 等（2010）同样考虑选址点依赖的随机设施中断，建立了混合线性整数规划模型，并采用拉格朗日松弛和 CA 方法求解[129]。Lim 等（2010）考虑两类状态的设施，可靠和不可靠的，假设随机的中断概率，建立了基于混合线性整数规划的可靠选址问题[130]。Shen 等（2011）假设不相等的设施中断的概率，先后建立了两阶段随机规划模型和混合非线性整数规划模型，研究 RUFLP 问题，并提出了求解的启发式算法[131]。Li 和 Ouyang（2011）同样假设设施的概率中断，研究供应链中的库存—选址决策，最小化正常情况和中断情况下的总成本[132]。Zhang 等（2016）假设设施发生中断的概率不同质，研究供应链网络中库存—设施选址问题[133]。除此之外，还有一些研究假设设施发生中断是相关的，而非独立的。Li 等（2013）考虑相关的概率中断，假设相等的中断概率，研究基础设施选址问题，建立了混合线性整数规划模型[134]。Lu 等（2015）假设设施中断相关，且服从一个联合的概率分布，建立分布式鲁棒优化模型，最小化最坏情况下的总成本[135]。

一些学者利用离散的概率中断情景刻画设施发生中断的不确定性。Peng 等（2011）研究供应链网络设计过程中的选址问题，基于设施发生中断的随机情景，提出了 p – 鲁棒模型，并提出了求解的启发式算法[136]。Aydin 和 Murat（2013）基于 CPFLP，假设设施发生中断的离散概率情景，建立两阶段随机规划模型，并采用改进的 SAA 求解[137]。Shishebori 和 Babadi（2015）考虑多个不确定参数，其中包括系统中断，提出了一个 p – 鲁棒医疗中心的设施选址模型，并利用离散的随机情景分析[74]。Zarrinpoor 等（2017）研究一个多等级的医疗健康中心网络设计问题，考虑服务过程中发生中断，基于离散的中断情景，建立了随机整数规划模型，并采用 Benders 分解算法求解[78]。

An 等（2014）提出了一个可靠的 p – 中位设施选址问题，采用两阶段鲁棒优化建模，第二阶段为设施发生中断的决策，并设计高效的列与约束生成算法求解[112]。他们提出了一种新的刻画中断不确定性的方法，并没有假设设施发生中断的概率，而是强调设施发生中断的数量服从一个不确定集合。文献［77］也采用这种方法刻画中断不确定性，研究多等级的医疗健康中心网络的选址问题。

目前研究中断设施选址的文献所采用的随机规划方法，在很大程度上依赖设施中断参数的概率分布信息，但是因为设施中断的高度不确定性，很难获得精确的全部或者较多的概率分布信息，且随机规划方法，对于大规模问题，需要设计精确算法或启发式算法求解。然而，基于不确定集合描述设施中断的方法，在一定程度上避免了获取设施中断参数的概率分布信息，但采用这种方法的研究较少。通过对以上文献的梳理，可以看出，绝大部分研究仅仅考虑单一的设施中断的不确定性，但实际上，还有许多的不确定因素值得去探讨。因此，将设施发生中断与需求、成本等不确定性融合，是未来研究的方向之一。

2.4 优化理论与方法概述

近年来，优化理论与方法不断发展壮大，特别是在当前大数据驱动和"互联网 +"背景下。由于决策环境越来越错综复杂，如参数的随机性和不确定性，管理科学与运筹学将决策问题归结为一类问题：不确定决策优化。不确定决策优化与确定决策相对立，是指决策的环境动态变化，决策模型中的参数是随机、不确定的。目前，根据处理问题的方式不同，不确定决策优化的方法主要分为两大分支：随机规划和鲁棒优化。关于前者的相关研究较多，且方法体系已经较成熟，而后者是一个较"年轻"的优化方法，近年来被广泛运用到各领域。鲁棒优化最早由 Soyster 在 1973 年正式提出[138]，后经过 Ben – Tal、Nemirovski 和 Bertsimas 等不断发展。纯粹的确定性决策几乎不可能存在，所有的决策问题，都可能面临一些参数的不确定性和随机性。当然，随机规划和鲁棒优化方法各有利弊，相互补充。鲁棒优化在一定程度上弥补了随机规划方法的不足，但它比较保守，且完全不依赖历史数据或者概率分布信息。分布式鲁棒优化则综合了随机规划与鲁棒优化的长处，既依赖不确定参数的部分概率分布信息（如支撑集、均值和二阶矩信息等），又基于参数的有界不确定集合。另外一类刻画不确定性的优化方法为机会约束规划（CCP），最早由 Charnes 和 Cooper 在 1959 年提出[139]，它被看作一类随机规划、鲁棒优化或分布式鲁棒优化，具体取决于不确定随机参数的分布信息。因此，机会约束可以看作是联系随机规划、鲁棒优化和分布式鲁棒优化的一个桥梁。

接下来，本书从随机规划（以两阶段随机规划为主）、鲁棒优化、分布式鲁棒优化和机会约束规划四个方面，简洁地梳理基本理论知识。

2.4.1 随机规划

随机规划是一个经典的不确定优化的方法，它假设不确定参数服从某一概率分布。基于概率分布的信息进行决策优化，其目标一般为基于不确定参数的概率分布的期望值。这个概率分布可以通过历史数据拟合估计得到，也可以假设为某一特定的分布（如正态分布、贝塔分布），或者可以通过选择有代表性的离散情景刻画。

随机规划一般分为两阶段和多阶段随机规划，在实际中，大多数为两阶段随机规划。最常见的两阶段随机规划为两阶段随机混合线性整数规划（TSMIP）。如果问题涉及多个阶段的决策，对应的就是多阶段随机规划问题，例如库存问题，每一个时期的需求为随机不确定的。由于本书没有涉及多阶段随机规划，在这里只介绍两阶段随机规划，更多关于随机规划的理论知识可以参考文献 [140]。

尽管随机规划为处理不确定决策问题提供了有效的工具，但是也有一些不足。首先，对于不确定参数，要想得到其真实的概率分布，这在实际中几乎不可能；其次，如果选取离散的情景刻画随机性和不确定性，确定有代表的情景及其概率较难，离散情景的规模较大，这对求解提出了更高的挑战；再次，目标一般为期望值，对于多维概率分布来说，人们很难写出其联合概率分布的准确形式，不容易求解期望值；最后，随机规划大多体现风险中性决策者的风险偏好，而对于有些决策问题，决策者想知道最坏情况下或者最理想情况下的策略，这在一定程度上体现随机规划的不足。另外。如果随机规划问题中含有机会约束，则更难求解。因为机会约束本身就是 NP—难题，设计有效的求解算法成为研究的关键之一。

2.4.2　鲁棒优化

与随机规划不同，鲁棒优化不依赖不确定参数的真实的概率分布，它假定不确定参数隶属于某一集合（通常称之为不确定集合），对于任意的属于该不确定集合的不确定参数的实现值，鲁棒解都是最优的。鲁棒优化在很大程度上弥补了随机规划的不足。常见的不确定集合有 Box，Ellipsoid，Polyhedron，Budget 等。对于上述简单的不确定集合形式，人们很容易得出易求解处理的鲁棒等价问题。这些鲁棒等价问题通常为线性规划、混合线性整数规划、二次规划和半定规划，且易求解处理，例如对于小规模的实际问题，可以通过现有的数学求解器求解。

　　鲁棒优化由 Soyster 首先提出，后经过许多学者的不断发展，初步形成目前的鲁棒优化体系和框架[141]。Soyster（1973）提出了一个鲁棒线性优化模型，其解对于凸集合（也就是所谓的不确定集合）的任何数据都是可行的，对于线性规划问题和简单的 Interval 不确定集合，基于对偶理论，可以推导出其等价形式[138]。但这一鲁棒模型的弊端在于模型过于保守，为了保证模型的鲁棒性或保守程度，过多地"牺牲"最优性。Ben－Tal 和 Nemirovski（1998）提出了凸优化背景下的鲁棒优化问题，而且引入了一类新的 Ellipsoid 不确定集合，而且证明了在相同条件下 Ellipsoid 不确定集比 Box 不确定集合更不保守，同时得出了其等价形式，尽管是一个二次锥规划问题[142]。Bertsimas 和 Sim（2004）保留了 Soyster 的鲁棒优化框架的优点，引入了不确定参数，并且针对每一个约束条件的保守性的控制，提供了即使不确定参数大于某临界值 Γ_i 下的概率约束保证，换句话说，对于第 i 个约束，即使有超过 Γ_i 个数据发生变化，也能保证鲁棒最优解以较高的概率使得问题可行[79]。这种方法在一定程度上降低了保守性，同时以较高的概率保证最优性和鲁棒解的可行性。除了鲁棒线性规划问题，Ben－Tal 和 Nemirovski（2002）将鲁棒优化问题扩展到二次规划和半定规划问题，并且得出了易求解处理的鲁棒等价形式[143]。鲁棒优化的应用领域涉及非常广泛，如供应链、库存、医疗运作管理、设施选址、网络设计、路径优化、机器学习、能源、金融、收益管理、博弈论等。文献［144］从方法层面，系统地梳理了鲁棒优化理论，包括鲁棒线性规划、二次锥规划、鲁棒半定规划等，并且列举了库存、设计、金融、供应链等的应用的例子。

　　Ben－Tal 等（2004）延伸了传统的单阶段鲁棒优化到多阶段问题，第一次提出了 ARO（多阶段鲁棒优化，Adaptive Robust Optimization），根据变量与不确定参数之间是否存在关系，将变量分为可调节的变量和非可调节的变量，进而得出了可调节的鲁棒等价（Adjustable Robust Counterpart，ARC），且表明，与传统的 RC 相比，ARC 的保守性较低[145]。为解决 ARC 问题，针对可调节的变量，引入了仿射函数，得到了 AARC，在部分情况下推导出线性规划或半定规划的近似问题。最为常见的是两阶段鲁棒优化，第一阶段的变量为"即时"决策，第二阶段的变量为"等待"决策，第二阶段的决策在观察到所有的不确定参数的实现值的情况下做出。两阶段鲁棒优化被广泛应用到各个领域。关于多阶段鲁棒优化可以参考文献[146]。

本书中所指的鲁棒优化问题是基于上述给定的不确定集合，但也有另外一类鲁棒优化问题。Mulvey 等（1995）基于离散的情景，给出了一个鲁棒解的定义。鲁棒最优解是一个"最接近"所有情景下最优解的解，其目标为最小化期望所有情景下目标值和使得问题不可行的惩罚[73]。这种鲁棒优化方法，其原理与随机规划类似，对于含有大规模节点和离散情景的实际问题，同样存在一些不足。

2.4.3 分布式鲁棒优化

尽管鲁棒优化提供了较好的方法，一定程度上弥补了随机规划的不足，但是鲁棒模型过于保守。分布式鲁棒优化汲取了随机规划和鲁棒优化的优点，将两者有机结合。分布式鲁棒优化利用不确定参数概率分布信息，例如支撑集、各阶矩信息等，构造不确定集合，它松弛了随机规划中对随机变量的精确的概率分布的严格条件，同时保证鲁棒解对于不确定集合内任意不确定参数模型的可行性。

Scarf（1959）首先提出了分布式鲁棒优化思想，解决了 min – max 的鲁棒库存问题[147]。Delage 和 Ye（2010）提出基于分布信息不确定性和矩信息（均值和方差）不确定性的分布式随机规划问题，推导出了对应的易求解处理的鲁棒等价形式，并给出了在既定置信区间下的概率保证，尤其对于数据驱动决策问题，最后以金融领域的投资组合为例，验证了所提出的模型[148]。随后，越来越多的学者关注分布式鲁棒优化，有的提出分布式鲁棒模型的保守近似[149]，有的将分布式不确定集合扩展为一般的形式[150]，有的基于 Wasserstein 球建立数据驱动分布式不确定集合[151]，还有的研究用分布式鲁棒优化近似机会约束[152]。以上文献均为方法理论层面的研究，而近年来分布式鲁棒优化的应用越来越广泛，如医疗运作[153]、路径优化[154]、设施选址[135]、电动汽车[155]、风力发电[156]。

分布式鲁棒优化，在一定程度上整合随机规划和鲁棒优化的长处，为不确定决策优化提供了强有力的工具，但是在大部分情况下，分布式鲁棒优化得到的等价问题不易求解，这在一定程度上限制了分布式鲁棒优化模型的应用。

2.4.4　机会约束规划

机会约束规划可以简单定义为约束中含有机会约束的方法，它可以是随机规划模型，也可以是鲁棒规划模型，还可以是分布式鲁棒规划模型，这在一定程度上取决于采用何种方法（如随机样本、鲁棒优化、分布式鲁棒优化）转化机会约束。较早的关于机会约束的研究，主要在随机规划背景下，基于随机变量的精确的概率分布等价转化机会约束，或者基于大量的随机样本数据或情景的蒙特卡罗模拟（Monte Carlo Simulation）方法，求解近似等价的混合整数规划问题。

机会约束可以理解为对原来确定约束的松弛，它为满足原来的确定约束提供了概率保证。Charnes 和 Cooper（1959）最早在随机规划背景下提出了机会约束规划的概念，其思想使得约束条件以较高的概率被满足，降低了参数不确定性带来的影响[139]。对于确定约束 $a(z)^{\mathrm{T}}x \leqslant b(z)$，对应的机会约束为 $\mathbb{P}\{a(z)^{\mathrm{T}}x \leqslant b(z)\} \geqslant 1 - \eta$，其中 $\eta \in [0,1]$ 为确定约束违反的概率，$\mathbb{P}$ 为随机变量 z 的概率分布。大部分情况下，对于一般的机会约束问题 CCP，机会约束规划一般为 NP—难题[157]，其原因主要有两点：首先，对于给定的 x，精确计算概率 $\mathbb{P}\{g(x,\xi) \leqslant 0\}$，且判断机会约束 $\mathbb{P}\{g(x,\xi) \leqslant 0\} \geqslant 1 - \eta$ 是否成立，非常困难。因为这个计算过程中可能涉及多元积分，尤其在高维的情况下，还要保证计算的精确度。其次，由机会约束定义的可行域一般为非凸的，即使对于所有可能的情景或样本 ξ 的实现值 $g(x,\xi)$ 关于 x 是凸函数，检验对于给定的 x 的可行性比较容易，但是对于非凸可行域下的优化问题的求解仍然十分困难。

文献 [158] 给出了一种基于数据样本的求解机会约束规划的方法，称为 SAA，它是一种典型的蒙特卡罗模拟，这种方法将机会约束转化为混合线性整数约束，提供了良好的统计检验和收敛性分析，但缺陷是对于大规模的样本数据或随机情景，求解仍然十分具有挑战性。这种方法得出的等价问题为复杂的混合整数规划问题，在适当条件下可以通过一些策略或者设计精确的算法求解，更多细节参考文献 [159 – 161]。

另外一类比较特殊的机会约束规划问题，则与两阶段随机规划结合，称为两阶段机会约束随机规划。它有两种情况：一种是机会约束出现在第一阶段中（如文献 [161]），在这种情况下比较容易求解；另外一种是机会约束存在于第二阶段中，在这种情况下，如果不确定参数仅仅出现在机会约束中的一侧（如左侧或者右侧），如文献 [160]，那么相对容易求解，目前关于两阶段机会约束随机规划的研究多是这种情况。然而，对于两侧均含有不确定参数的情况，则较难求解。因为此时由于机会约束与大量的样本或者离散随机情景相关，近似等价问题为一个含有大量的整数变量和约束的混合整合规划问题，这对于目前的数学求解（如 CPLEX）来说非常困难。因此，设计有效的精确算法是十分必要的，本书所涉及的模型为两阶段机会约束随机规划模型，且机会约束存在于第二阶段，约束两侧均不确定。本书将传统的 Benders 分解与分支切割算法相结合，提出了 B&BC 方法，对于大规模情景，也具有较好的效果。更多关于随机背景下的机会约束的随机规划问题，可参考文献 [157，162]。

近年来，随着鲁棒优化理论的发展，鲁棒优化成为一种处理机会约束的方法。在鲁棒优化经典的"教科书"[141]中，Ben - Tal（2009）给出了鲁棒线性问题与概率约束之间的联系，在 Ellipsoid 不确定集合，鲁棒线性规划问题近似等价为机会约束问题，它为鲁棒线性规划提供了概率保证。Bertsimas 和 Sim（2004）进一步根据改进的鲁棒线性规划方法，提供了鲁棒约束违背的概率保证[79]。另外一种处理机会约束的方法，则是采用分布式鲁棒的思想，同样基于未知参数的概率分布的含有一阶矩和二阶矩信息或 ϕ - 散度的不确定集合，将机会约束近似转化为易求解处理的二次规划问题[152,163,164]。

目前基于鲁棒优化处理机会约束的文献相对较少，且大多停留在理论分析层面，具体的实际应用研究较少。一方面可能由于理论难度较高，即使得出其保守的近似等价形式，这种等价形式也一般为复杂的二次非线性规划问题，小规模问题可以直接采用数学求解器求解，但对于大规模问题很难求解；另一方面可能由于对于复杂的实际问题建模，涉及的约束条件较多，而相关的理论分析又依赖一些严格的假设，这在一定程度上阻碍了其应用。

本书中随机规划和鲁棒优化模型，均涉及机会约束，根据不同的问题和背景，设计不同的求解思路和方法。此外，在随机规划背景下，将传统的机会约束问题延伸为广义的机会包络约束问题，这种延伸在文献中第一次被提出。所以，本书的研究，不仅拓宽了机会约束规划的应用范围（应急医疗服务网络设计），同时在一定程度上丰富了随机规划和鲁棒优化背景下机会约束规划相关的文献。

第3章　需求不确定情况下应急医疗服务网络设计

3.1　研究背景

如今，EMS 在应对自然灾害、大规模突发事件中发挥着越来越重要的作用，无论是在北京、上海等大城市，还是在我国西北部相对落后的区域。合理的应急医疗服务网络，能够提供高效的应急医疗服务，减少生命财产和损失。但建立一个完善的应急医疗服务网络，并不是一件容易的事情。因为应急医疗服务的过程错综复杂，存在诸多的不确定因素，如应急需求、急救车辆的可利用性、运输时间、应急请求发生的地点等，这些不确定因素增加了决策的困难。应急医疗服务网络的设计是一个中长期的战略决策，因为一旦应急医疗服务站在某一个地点开放，在未来的几年里就会一直被使用。因此，在建模优化的过程中，必须充分考虑各种不确定性，确定一个更稳健、更可靠的应急医疗服务网络系统，提供更为优质、及时的应急医疗服务。

早期对于 EMS 相关的研究大多为覆盖选址模型，具体包括确定覆盖选址问题和概率覆盖选址问题[8-12]。确定覆盖选址问题并没有考虑不确定因素；尽管概率覆盖选址考虑可利用的急救车辆的不确定性，但是并没有考虑其他更多的不确定性，在一定程度上缺乏对实际情景的刻画，如应急需求、动态性、运输时间、设施中断等。近年来，许多学者利用随机规划和鲁棒优化方法，研究不确定性下的应急医疗服务网络设计问题，他们大多强调应急需求的不确定性。在目前的文献中，考虑最多的两种不确定因素为急救车辆可利用性和应急需求。应急需求的高度不确定性使得人们无法知道急救车辆的状态。因此，从这个意义上讲，两者在本质上是一样的，本章采用更直接的方式考虑不确定性。对于随机规划方法，假设应急服务相关参数（或概率分布）已知，或者已知大量的不确定参数的随机情景及其概率。虽然随机规划被广泛应用到应急服务的研究中，并为其提供了有效的工具，但实际上，获取准确的不确定参数的数据或概率分布是非常困难的。另外，求解大规模情景下的随机规划模型也十分具有挑战性，尤其对于两阶段机会约束随机规划问题。然而，鲁棒优化理论的飞速发展，在一定程度上弥补了随机规划依赖精确不确定参数的概率分布的不足。同样，鲁棒优化也存在一定的不足，鲁棒解往往产生过于保守的决策，这对于实际应用来说，可能需要付出更高的代价（如成本、资源等）。虽然随机规划和鲁棒优化均存在一定的不足，但是这并不影响它们在设施选址、网络设计中的广泛运用，尤其是在应急医疗服务领域。

从目前的相关研究可以看出，大多数研究考虑容量限制和应急需求的不确定性，且关于随机规划的相关研究较多，但采用鲁棒优化建模和机会约束的研究较少。其中，与本章的模型最为相关研究为文献［60，61］，这两个文献具有共同的作者，他们同样在最小化总成本的同时，引入机会约束保证给定的服务（覆盖）水平，并提出了改进的 BB 算法。虽然本书也建立了随机规划模型，但具体还是有一些不同之处的，首先，本书提出的机会约束随机规划模型中，机会约束保证每个需求节点的概率覆盖水平。此外，为了保持整个 EMS 系统的覆盖水平，引入参数 $\eta \in [0,1]$；再就是，本章提出了一个更有效的 B&BC 算法，求解两阶段机会约束随机规划模型。与文献［61］中的 BB 算法相比，B&BC 算法求解效率较高，而且能求解大规模的实际问题，如 $300 \times 200 \times 800$。除了随机模型之外，与现有文献中采用较简单的 Box，Interval，Polyhedron，Budget 不确定集合不同，本章强调应急需求的不确定性，构建了两种不确定集合，建立鲁棒应急医疗服务网络设计模型。

综上，本章提出需求不确定性下静态（单阶段）的应急医疗服务网络设计模型的框架：两阶段随机规划和鲁棒优化框架。在确定模型的基础上，考虑应急需求的不确定性，引入机会约束，在保证满足一定概率覆盖的同时最小化总成本，分别建立随机规划、鲁棒优化模型，并推导出两阶段混合线性整数规划、二阶锥规划的等价问题。在随机规划模型中，基于离散的随机情景刻画应急需求的不确定性，进而得出两阶段混合线性整数规划的等价问题。考虑到大规模问题的求解挑战性，本章将分支切割算法与经典的 Benders 分解相结合，提出了 B&BC 算法。本章基于已知的不确定参数的分布信息，构建了对称不确定集合与非对称不确定集合，刻画应急需求的不确定性。本章提出了三个应急医疗服务网络设计的模型，并设计有效的求解算法，进一步丰富了应急医疗服务网络设计研究，同时也在一定程度上拓展了鲁棒优化的应用领域。

本章首先提出了一个单阶段的应急服务网络设计的确定问题，并在此基础上，引入了机会约束保证需求节点的局部覆盖水平，在保证概率覆盖的同时最小化总成本，提出了两阶段机会约束随机规划的框架，并设计有效的算法，并与 CPLEX 中的 Benders 策略比较；紧接着，从鲁棒优化的视角，构建了两类复杂的不确定集合，刻画应急需求的不确定性，提出了鲁棒优化模型，并推导出易求解处理的二次规划的等价问题；最后，以英国北爱尔兰区域的实际数据，验证所提出的模型。

3.2　问题描述

在区域网络中，存在一些离散的应急需求发生的区域和应急医疗服务站潜在选址点，本研究假设所有的应急请求都集中到一个点。这是合理的，因为在实际中一般按照邮政编码划分区域，而按邮政编码划分的区域一般都被认为是比较小的行政区域，所以在此统称应急需求节点。预设在一个给定的计划时期内，在保证每个需求节点在以给定的概率分布满足所有应急请求的同时，保证整个 EMS 系统预先设定的覆盖水平。与现有文献 [60 - 63，72，91] 类似，本研究最小化整个 EMS 网络设计的总成本。这样既要考虑成本预算，同时还要权衡单个节点和整个 EMS 系统的覆盖水平，因此，产生了一个权衡折中的方案：在有限的应急医疗服务资源和高度不确定的环境下，机会约束较好地保证应急需求被满足的情况，同时提高应急服务资源的利用率。也就是，基于不确定应急需求，确定最优的应急医疗服务站点、急救车辆的规模、分配方案。

3.2.1 符号说明

（1）集合

I 应急请求可能发生的所有的需求节点的集合，$I = \{1, 2, \cdots, |I|\}$，$i \in I$；

I_j 在应急医疗服务站 j 在覆盖距离 R 内的需求节点的集合，$I_j = \{i: l_{ij} \leqslant R\}$；

J 所有的应急医疗服务站（Emergency Medical Services Station，EMSS）的集合，$J = \{1, 2, \cdots, |J|\}$，$j \in J$；

J_i 可能为需求节点 i 提供服务的 EMSS 的集合，$i \in I$。

（2）参数

Ξ 应急需求的随机情景的集合，$\xi \in \Xi$，$\xi = 1, \cdots, |\Xi|$；

p_ξ 情景 ξ 发生的概率；

f_j 应急医疗服务站 j 的固定建设成本；

g_j 应急医疗服务站 j 中应急车辆的维护运营成本；

c 应急车辆的单位运输成本；

l_{ij} 需求节点 i 与应急医疗服务站 j 之间的距离；

d_i 需求节点 i 的应急需求；$\bar{d}_i$ 表示名义的应急需求；

β 整个应急医疗服务系统的服务水平（覆盖水平），$\beta \in [0, 1]$；

η 约束违反的概率，即需求节点 i 的需求没有被满足的概率，$\eta \in [0, 1]$；

q_j 应急医疗服务站 j 拥有的应急车辆的最大数量；

λ 救护车每天最多服务应急需求的数量。

（3）决策变量

x_j 0–1 整数变量，如果应急医疗服务站 j 开放，则 $x_j = 1$，否则 $x_j = 0$；

v_j 整数变量，应急医疗服务站 j 所拥有的应急车辆的数目；

z_{ij} 整数变量，应急医疗服务站 j 服务的需求节点 i 的应急请求。

3.2.2 确定模型

根据 3.2.1 中的符号、参数和变量说明，确定模型通常被描述为 (3.1)~(3.5)。与现有的文献 [60–63, 72, 91] 一样，目标为最小化整个应急医疗服务网络设计过程中的总成本，包括应急医疗服务站的固定建设成本、应急服务车辆的维护运营成本和应急服务车辆进行服务所产生的运输成本。

$$(\mathrm{DM}): \min_{x,v,z} \sum_{j\in J} f_j x_j + \sum_{j\in J} g_j v_j + \sum_{j\in J} \sum_{i\in I} cl_{ij} z_{ij} \tag{3.1}$$

$$\text{s. t.} \quad v_j \leqslant q_j x_j \qquad \forall j \in J \tag{3.2}$$

$$\sum_{i\in I_j} z_{ij} \leqslant \lambda v_j \quad \forall j \in J \tag{3.3}$$

$$\sum_{j\in J_i} z_{ij} \geqslant d_i \quad \forall i \in I \tag{3.4}$$

$$x_j \in \{0,1\}, v_j, z_{ij} \in N \quad \forall i \in I, j \in J \tag{3.5}$$

确定模型与考虑容量限制和考虑固定成本的设施选址模型类似。其目标式（3.1）最小化整个应急医疗服务网络设计过程中的总成本。约束式（3.2）表明应急医疗服务站 j 中急救车辆的容量，只有已经开放应急医疗服务站 j（即 $x_j = 1$），才可以分配到急救车辆。约束式（3.3）和（3.4）分别针对应急医疗服务站 j 和需求节点 i；约束式（3.3）限制了由应急医疗服务站 j 服务的应急需求不超过它所能提供的服务的容量，这个容量为所拥有的急救车辆的个数与单位急救车辆的服务规模的乘积；约束式（3.4）保证至少满足需求节点 i 的应急需求。约束式（3.5）定义了变量的类型。

在确定模型中，所有的输入和参数均为事先确定的，并不受任何不确定因素的影响。因此，确定模型的一个明显的不足是，不能有效地应对未来发生的不确定性，一旦一些输入发生变化，确定模型下的最优解可能不再是最优的，也可能确定模型不再可行或无法取得最优解。然而，应急医疗服务过程中存在较高的不确定性，如时间、运输成本、应急请求的到达、应急需求的发生地点、急救车辆的可利用性、交通道路的拥挤程度等。由于将整个区域划分为若干个小的子区域，每一个子区域都可以看作是一个需求节点。一个应急医疗服务站可以为几个子区域提供有效服务，同时一个区域的应急请求可以被一个或多个应急医疗服务站覆盖。在诸多的不确定因素中，较多的不确定性来源于应急需求，因为人们不可能提前预测应急请求发生的时间和地点，即使采用最先进的技术，决策者在进行分配时也可能做出不准确的决策，这就使得急救车辆等应急医疗服务资源的利用率过高或过低。此外，对于不确定参数，人们很难获得它们的精确的概率分布，一方面由于人们较难获得大量充分的历史数据，另一方面，即使获得了历史数据，也很难估计出不确定参数的精确的概率分布。因此，在建模的过程中本研究考虑不确定性，借助目前流行的处理不确定决策优化的随机规划和鲁棒优化方法，建立考虑不确定需求的应急医疗服务网络设计模型。

　　确定模型仅仅关注应急医疗服务网络设计过程中最小的总成本，虽然在应急医疗服务网络设计中，最小的总成本固然是考虑的一个预算因素，但是在应急医疗服务的特殊背景下，仅仅考虑成本的目标是远远不足的。一些研究建立多目标模型，除了考虑成本，还考虑最小的服务时间、最大的覆盖水平、最小的运行距离等。本章并不采用传统的多目标规划方法，而是通过引入机会约束，来确保需求节点 i 的应急需求以一定的概率被满足。这样在目标中最小化总的成本，在约束中强制满足一定的概率覆盖水平，使得总成本与覆盖水平之间有一个最优的权衡折中。

　　考虑到有限的应急医疗服务资源（急救车辆、设备、护士、医生、时间等），再加上提到的应急需求的高度不确定性，硬约束（3.4）往往很难总被满足，即在实际中不能保证需求节点 i 的应急请求一定被完全满足。因此，如果在模型中强调硬约束（3.4）一直成立，则模型可能无解或者不可行。因此，在接下来内容里，通过机会约束将硬约束（3.4）松弛。机会约束（3.6）保证了需求节点 i 至少以概率 $1-\eta$ 满足，其中 $\eta \in [0,1]$。

$$\mathbb{P}_Q \left\{ \sum_{j \in J_i} z_{ij} \geq d_i \right\} \geq 1 - \eta \quad \forall i \in I \tag{3.6}$$

其中，η 为约束违反的概率，它是由决策者定义的参数；Q 为随机的应急需求的真实概率分布，但人们通常无法得到它的具体形式；同时机会约束（3.6）也说明，需求节点 i 处未被完全服务的概率为 η。机会约束（3.6）是一个针对需求节点 i 的局部约束。由于约束（3.6）成立，对于需求节点 i，并不是所有的需求被满足。为了保证整个应急医疗服务网络的覆盖水平，增加一个新的约束（3.7），保证至少 β 覆盖水平的应急需求被满足，β 同样由决策者定义。这样，约束（3.6）和（3.7）在一定程度上增加了应急医疗服务系统的可靠性和鲁棒性。

$$\sum_{i \in I} \sum_{j \in J_i} z_{ij} \geq \beta \sum_{i \in I} d_i \tag{3.7}$$

尽管机会约束的提出可追溯到 19 世纪 60 年代[139]，但一直没有得到广泛的实际应用。原因主要有：它往往涉及多元积分的计算，这极具挑战性，尤其对于高维概率分布；即便是一个中等维数的多元积分，想要得到精确的概率分布也是非常困难的。在目前的文献中，用来处理机会约束的方法有随机规划、鲁棒优化、模糊数学规划等，但目前最流行的还是随机规划和鲁棒优化。本章基于应急需求的不确定性，分别借助随机规划和鲁棒优化建立模型处理机会约束，推导出它们的等价问题，并设计有效的求解算法。

3.3 两阶段机会约束随机规划模型

在确定模型中，所有的参数，包括应急需求，都是确定不变的。然而，应急医疗服务过程错综复杂，应急需求具有天然的随机性和不确定性，通过预测的方法确定精确的应急需求往往非常困难，因此，本节考虑应急需求的不确定性，采用离散的随机情景刻画该不确定性，建立两阶段机会约束随机规划模型。假设 Q 为随机应急需求的精确概率分布。在两阶段随机规划中，第一阶段为一系列"即时"决策，包括应急服务站是否开放 (x_j) 及配置应急车辆的数量 (v_j)，第二阶段为补偿 (recourse) 决策，即"等待"决策，即需求实现后确定最优的分配决策 (z_{ij})。

3.3.1 数学模型

对于两阶段随机问题，在观察到不确定参数的实现值 (d_i^{ξ}) 后，基于第一阶段做出的决策 (x_j, v_j)，进行第二阶段的决策。因此，将第二阶段的决策变量 z_{ij} 表示为 $z_{ij} = z_{ij}(d)$。基于确定模型，联合约束 (3.6) 和 (3.7)，可得应急医疗服务网络设计两阶段随机优化机会约束模型，记作 CCM。

$$(CCM): \min_{x,v} \sum_{j \in J} f_j x_j + \sum_{j \in J} g_j v_j + \mathbb{E}_Q[R(x,v,d)] \tag{3.8}$$

$$\text{s. t. } (3.2) \tag{3.9}$$
$$x_j \in \{0,1\}, v_j \in \mathbb{N} \quad \forall j \in J$$

$$R(x,v,d) = \min_z \sum_{j \in J} \sum_{i \in I} cl_{ij} z_{ij}(d) \tag{3.10}$$

$$\sum_{i \in I_j} z_{ij}(d) \leq \lambda v_j \quad \forall j \in J \tag{3.11}$$

$$\mathbb{P}_Q \left\{ \sum_{j \in J_i} z_{ij}(d) \geq d_i \right\} \geq 1 - \eta \quad \forall i \in I \tag{3.12}$$

$$\sum_{i \in I} \sum_{j \in J_i} z_{ij}(d) \geq \beta \sum_{i \in I} d_i \tag{3.13}$$

$$z_{ij}(d) \in \mathbb{N} \quad \forall i \in I, j \in J \tag{3.14}$$

约束式（3.12）为机会约束，表示至少以 $1 - \eta$ 的概率使得约束式（3.4）成立。算子 $\mathbb{E}$ 代表数学期望测度，d 是一个随机向量。由于第二阶段问题 $R(x,y,d)$ 和 $\mathbb{E}_Q[R(x,v,d)]$ 是非凸、非连续的，求解 $\mathbb{E}_Q[R(x,v,d)]$ 非常困难，且模型的第二阶段包含机会约束的随机问题，因此 CCM 是 NP—难题。此外，机会约束的可行域通常非凸且求解复杂，这些都大大增加了模型的求解难度，使得模型在多项式时间内求解较难实现。

考虑到上述随机模型的求解难度，因此，本节进一步提出了基于离散情景的随机规划模型，利用离散的随机情景，将机会约束转化为显式约束，并将分支切割算法与经典的 Benders 分解结合，求解两阶段混合整数规划问题。本节引入二元 0—1 变量，将机会约束进行等价转化。假设随机应急需求 d 的支撑集有限，Ξ 为随机情景的集合，$\xi \in \Xi$，$\xi = 1,2,\cdots,|\Xi|$，情景 ξ 发生的概率为 p_ξ，且满足 $\sum_{\xi \in \Xi} p_\xi = 1$。对于基于随机情景的机会约束：

$$\mathbb{P}_Q \left\{ \sum_{j \in J_i} z_{ij}^\xi \geq d_i^\xi \right\} \geq 1 - \eta \quad \forall i \in I, \xi \in \Xi \tag{3.15}$$

定义一个新的二元 0—1 变量 $\rho_{i\xi}$，$\rho_{i\xi} = 0$ 如果 $\sum_{j \in J_i} z_{ij}^\xi \geq d_i^\xi$ 成立，否则为 1。因此，机会约束（3.15）可重新表述为

$$\sum_{j \in J_i} z_{ij}^\xi \geq d_i^\xi - M\rho_{i\xi} \quad \forall i \in I, \xi \in \Xi \tag{3.16}$$

$$\sum_{\xi \in \Xi} \rho_{i\xi} \leq \theta \quad \forall i \in I \tag{3.17}$$

其中，M 是一个很大的数，但 M 的下选取在一定程度上影响求解算法的效率，$\theta = \lceil \eta \mid \Xi \mid \rceil$，$\lceil \cdot \rceil$ 表示 ceiling 取顶函数。

为了避免复杂的计算和较差的松弛上界，令 $M = d_i^\xi$，约束式（3.16）进一步转化为

$$\sum_{j \in J_i} z_{ij}^\xi \geq d_i^\xi (1 - \rho_{i\xi}) \quad \forall i \in I, \xi \in \Xi \tag{3.18}$$

因此，基于情景的两阶段机会约束随机规划问题可等价为两阶段混合整数规划问题（3.19）~（3.22），记作 SCCM。

$$(\text{SCCM}): \min_{x,v,\rho,z} \sum_{j \in J} f_j x_j + \sum_{j \in J} g_j v_j + \sum_{\xi \in \Xi} \sum_{j \in J} \sum_{i \in I} p_\xi cl_{ij} z_{ij}^\xi \tag{3.19}$$

$$\text{s. t.} \quad v_j \leq q_j x_j \qquad\qquad \forall j \in J$$

$$\sum_{\xi \in \Xi} \rho_{i\xi} \leq \theta \qquad\qquad \forall i \in I$$

$$\left.\begin{array}{l} \sum_{j \in J_i^i} z_{ij}^\xi \geq d_i^\xi (1 - \rho_{i\xi}) \quad \forall i \in I, \xi \in \Xi \\[2mm] \sum_{i \in I_j} z_{ij}^\xi \leq \lambda v_j \qquad\qquad \forall j \in J, \xi \in \Xi \end{array}\right\} \tag{3.20}$$

$$\sum_{i \in I} \sum_{j \in J_i^i} z_{ij}^\xi \geq \left\lceil \beta \sum_{i \in I} d_i^\xi \right\rceil \quad \forall \xi \in \Xi \tag{3.21}$$

$$x_j \in \{0,1\}, v_j, z_{ij}^\xi \in N \quad \forall i \in I, j \in J, \xi \in \Xi \tag{3.22}$$

注意到，在两阶段混合整数规划 SCCM 中，在第二阶段，决策变量 z_{ij}^ξ 为整数，这在一定程度上加大了求解的难度。但是考虑到第二阶段问题可以被看作一个最小费用流问题，可以采取策略松弛变量。命题 3.1 给出了即使在松弛整数变量 z_{ij}^ξ 的前提下，也没有改变原问题的最优解。因此，在后面的算法设计中，完全可以松弛变量 z，这为后面的 B&BC 算法的设计奠定了基础。

命题 3.1 对于给定的非负正整数 x，v，ρ，松弛的第二阶段问题

$$\left\{ \min_z \sum_{\xi \in \Xi} \sum_{j \in J} \sum_{i \in I} p_\xi cl_{ij} z_{ij}^\xi \mid (3.18), (3.20), (??), z_{ij}^\xi \geq 0, \forall i \in I, j \in J, \xi \in \Xi \right\}$$

具有整数最优解。

由于第二阶段问题可以被看作一个最小费用流问题，所以需要证明上述问题的约束矩阵为全幺模矩阵（Total Unimodularity，TU）。关于如何证明约束矩阵为 TU 矩阵，在这里不再重新阐述。

3.3.2　求解算法

本节在传统的 Benders 分解算法的基础上，与分支切割相结合，提出了 B&BC 算法，求解基于情景的机会约束随机规划模型。B&BC 算法利用分支切割算法求解主问题，并在求解的过程中向主问题添加 Benders 割平面。传统的 Benders 分解算法每次迭代过程中，需要求解一个混合整数线性规划的主问题，因此，需要探索大量的分支切割树，这可能会消耗较长的时间得到最优解。本章提出的 B&BC 算法仅仅建立一个分支切割树求解主问题，在求解过程中生成满足一定条件的 Benders 割平面，作为分支切割树的割平面。本节提出的 B&BC 算法的优点在于，仅仅在分支切割树的整数节点而不是所有点上添加 Benders 割平面，避免添加太多的割平面，降低了主问题计算的负担，同时极大地改善了主问题解的质量。这样反过来又有助于子问题产生一个更好的上界。所以，B&BC 算法能有效减少模型的求解时间，加快算法的收敛速度。在反反复复的迭代过程中，B&BC 搜索分支树直到找到最优解或达到停止的标准。

本节将应急医疗服务站开放的开放决策（x_j）、应急医疗服务站所拥有的应急车辆的数量（v_j）和二元 0—1 变量 $\rho_{i\xi}$ 作为主问题的决策变量，情景 ξ 下的第二阶段变量（z_{ij}^ξ）作为子问题 $S_\xi(v,\rho)$ 的变量。与传统的 Benders 分解算法仅仅添加单个 Benders 割平面到主问题不同，由于离散的随机情景 $\xi \in \Xi$ 相互独立，在这里考虑子问题的分解和多 Benders 割平面策略，即将子问题分解为 $|\Xi|$ 个独立的子问题 $S_\xi(v,\rho)$，同时在这个过程中，每一次迭代，都会产生 $|\Xi|$ 个 Benders 割平面被添加到 Benders 主问题中。对于这些子问题，可以考虑平行计算策略。

考虑子问题 $S_\xi(v,\rho)$：

$$S_\xi(v,\rho) = \min_z \sum_{j \in J} \sum_{i \in I} cl_{ij} z_{ij}^\xi \tag{3.23}$$

$$\text{s. t} \quad \sum_{i \in I} z_{ij}^\xi \leqslant \lambda v_j \qquad \forall j \in J, \xi \in \Xi \quad (\gamma_{j\xi}^1) \tag{3.24}$$

$$\sum_{j \in J_i} z_{ij}^\xi \geqslant d_i^\xi(1 - \rho_{i\xi}) \quad \forall i \in I, \xi \in \Xi \quad (\gamma_{i\xi}^2) \tag{3.25}$$

$$\sum_{i \in I} \sum_{j \in J_i} z_{ij}^\xi \geqslant \beta \lceil \sum_{i \in I} d_i^\xi \rceil \quad \forall \xi \in \Xi \quad (\gamma_\xi^3) \tag{3.26}$$

$$z_{ij}^{\xi} \geq 0 \quad \forall i \in I, j \in J, \xi \in \Xi \tag{3.27}$$

令 γ^1，γ^2，γ^3 为 $S_{\xi}(v, \rho)$ 的对偶变量，根据强对偶原理，$S_{\xi}(v, \rho)$ 的对偶问题（DSP）为

$$\max_{\gamma^1, \gamma^2, \gamma^3} - \sum_{j \in J} \lambda v_j \gamma_{j\xi}^1 + \sum_{i \in I} d_i^{\xi} (1 - \rho_{i\xi}) \gamma_{i\xi}^2 + \gamma_{\xi}^3 \left[\beta \sum_{i \in I} d_i^{\xi} \right] \tag{3.28}$$

$$\text{s. t} \quad -\gamma_{j\xi}^1 + \gamma_{i\xi}^2 + \gamma_{\xi}^3 \leq l_{ij} c \quad \forall i \in I, j \in J, \xi \in \Xi \tag{3.29}$$

$$\gamma_{j\xi}^1, \gamma_{i\xi}^2, \gamma_{\xi}^3 \geq 0 \quad \forall i \in I, j \in J, \xi \in \Xi \tag{3.30}$$

在该问题中，Benders 主问题（MP）为

$$\min_{x, y, \rho} \sum_{j \in J} f_j x_j + \sum_{j \in J} g_j v_j + \sum_{\xi \in \Xi} p_{\xi} \delta_{\xi} \tag{3.31}$$

s. t. （3.2），（3.17）

$$\delta_{\xi} \geq - \sum_{j \in J} \lambda v_j \bar{\gamma}_{j\xi}^{1l} + \sum_{i \in I} d_i^{\xi} (1 - \rho_{i\xi}) \bar{\gamma}_{i\xi}^{2l} + \bar{\gamma}_{\xi}^{3l} \left| \beta \sum_{i \in I} d_i^{\xi} \right| \quad \forall \xi \in \Xi, l \in L \tag{3.32}$$

$$0 \geq - \sum_{j \in J} \lambda v_j \bar{\gamma}_{j\xi}^{1k} + \sum_{i \in I} d_i^{\xi} (1 - \rho_{i\xi}) \bar{\gamma}_{i\xi}^{2k} + \bar{\gamma}_{\xi}^{3k} \left[\beta \sum_{i \in I} d_i^{\xi} \right] \quad \forall \xi \in \Xi, k \in K \tag{3.33}$$

$$x_j, \rho_{i\xi} \in \{0, 1\}, \quad v_j \in N \quad \forall i \in I, j \in J, \xi \in \Xi \tag{3.34}$$

其中，$(\bar{\gamma}_{j\xi}^{1l}, \bar{\gamma}_{i\xi}^{2l}, \bar{\gamma}_{\xi}^{3l})$，$l \in L$ 为多面体（3.29）~（3.30）的极值点，约束式（3.32）被称为 Benders 最优割平面；$(\bar{\gamma}_{j\xi}^{1k}, \bar{\gamma}_{i\xi}^{2k}, \bar{\gamma}_{\xi}^{3k})$，$k \in K$ 为多面体（3.29）~（3.30）的极射线，约束式（3.33）被称为 Benders 可行割平面。

命题 3.2 不等式（3.35）和（3.36）是基于情景的两阶段混合整数规划问题 SCCM 的有效不等式。

$$\sum_{j \in J} \lambda v_j \geq \left[\beta \sum_{i \in I} d_i^{\xi} \right] \forall \xi \in \Xi \tag{3.35}$$

$$\sum_{j \in J} \lambda v_j \geq \sum_{i \in I} d_i^{\xi} (1 - \rho_{i\xi}) \forall \xi \in \Xi \tag{3.36}$$

证明： 根据约束（3.20）和（3.21），易证不等式（3.35）成立，同理不等式（3.36）成立。

命题 3.2 为 B&BC 算法提供了较好的下界有效不等式，将这一组不等式添加到主问题中，在每一次迭代的过程中，主问题能够产生高质量的解，进而子问题能够产生一个较小的上界，这样循环迭代，能够有效加快

算法的收敛。对于给定的主问题的最优解 x_j，v_j，$\rho_{i\xi}$，不等式（3.35）和（3.36）的存在使得子问题总是可行的，总能够找到一个可行解 z_{ij}^ξ 满足子问题。因此，这样就没有必要在每次迭代的过程中，添加 Benders 可行割平面（3.33），这样大大减少了增加的 Benders 割平面的个数，使得主问题的约束较少，同样缓解了主问题的负担。本章提出的 B&BC 算法的基本流程见算法 1（图 3.1）。为了验证所提出算法的 B&BC 效率，设计了三个算法进行比较：第一个是 CPLEX 12.71 中的 Benders 分解策略（默认版本），第二个为基本的 B&BC 算法（不包括命题 3.2 中的有效不等式），第三个则为考虑有效不等式的 B&BC 算法。

Algorithm 1 B&BC 算法

1：**初始化**令割平面集合 $P = \emptyset$，UB $= +\infty$，$N = \{o\}$ 其中 o 是分支结点。初始化 Benders 主问题为线性松弛问题（LMP）。

2：添加不等式（3.35）和（3.36）到 LMP。

3：**while**（N 非空 &&（UB $-$ LB）/UB $> \varepsilon$ && Runtime $\leqslant$ Stoptime）**do**

4：　　选择结点 $o' \in N$。

5：　　$N \leftarrow N/\{o'\}$。

6：　　在分支结点 o' 求解 LMP，得到最优解 (x, v, ρ, δ) 和目标值 l_{obj}。

7：　　**if** $l_{obj} <$ UB **then**

8：　　　**if** (x, v, ρ) 是整数 **then**

9：　　　　$\forall \xi \in \Xi$，求解 DSP。

10：　　　　**if** DSP 无界 **then**

11.　　　　　得到极射线，添加（3.33）到 LMP。

12：　　　　**end if**

13：　　　　**if** DSP 是有界的 **then**

14：　　　　　得到最优解 $(\gamma^1, \gamma^2, \gamma^3)$ 和当前问题的目标值 u_{obj}。

15：　　　　　**if** $(l_{obj} - l_{obj})/u_{obj} > \epsilon_1$ &&(x, v, ρ, δ) 不满足（3.32）**then**

16：　　　　　　添加相应的（3.32）到 LMP 和 P 中，$N \leftarrow N \cup \{o'\}$。

图 3.1　算法 1

17：　　　　　　end if

18：　　　　　　if $(u_{obj} - l_{obj})/u_{obj} \leqslant \epsilon_1 \parallel (x,v,\rho,\delta)$ 满足所有的（3.32）then

19：　　　　　　　　UB $= l_{obj}$, $(x^*, v^*, \rho^*, \delta^*) \leftarrow (x,v,\rho,\delta)$。

20：　　　　　　end if

21：　　　　　end if

22：　　　end if

23：　　if (x,y,ρ) 不是整数 then

24：　　　　更新 LB $= \max\{\text{LB}, l_{obj}\}$。

25：　　　　选择一个分数点分支，生成结点 o^* 和 o^{**}。

26：　　　　$N \leftarrow N \cup \{o^*, o^{**}\}$。

27：　　end if

28：　　end if

29：end while

30：得到最优解 $(x^*, v^*, \rho^*, \delta^*)$ 和目标值 UB。

图 3.1　算法 1（续）

3.4　基于不确定集合的鲁棒模型

除了前面提到的随机规划，另外一种比较流行的处理不确定决策问题的方法为基于不确定集合的鲁棒优化。这里强调基于不确定集合，是为了与另外一类基于离散情景的随机鲁棒优化（Mulvey 等，1995[73]）区分。在应急医疗服务网络设计中，人们很难获得不确定参数的精确的概率分布信息，例如不确定应急需求，人们无法做到预测应急请求发生的时间、地点和数量。尽管可能获取大量的历史数据，但基于历史数据来确定精确的应急需求概率分布同样比较困难。

随着鲁棒优化理论的发展，鲁棒优化俨然已经成为处理不确定性问题的主要工具之一。鲁棒优化强调，对于一个有界的不确定集合中的任意不确定参数的实现值，鲁棒解总是可行的。鲁棒优化方法通过构建具有不同几何形状的不确定参数所属的集合，探索最坏情况下使目标函数具有最优值的策略。与随机规划不同，鲁棒优化仅仅关注不确定参数的不确定集合，常见的不确定集合有 Box，Interval，Polyhedron，Budget，Ellipsoid，Ball 等，它并不依赖不确定参数的概率分布信息，这在一定程度上降低了相关参数信息的缺失带来的不利影响。这个不确定集合的大小，由一个不确定水平参数决定，它体现决策者的风险偏好，能合理度量参数的不确定性。

因此，构建合理的不确定集合对鲁棒模型具有重要的意义。具体来说，不确定集合的大小通常与含有不确定系数的约束成立概率密切相关，决策者需要在不确定性的保守程度和最优性之间进行权衡，如果约束成立的概率越大，与最初的解决方案相比，决策者越希望得到鲁棒解的最优性。Bertsimas 和 Sim（2004）[79] 称决定不确定集合大小的参数为"price of robustness"，简称为 POR。

由于不确定集合决定了度量不确定参数的波动范围，与目前存在的大多数文献考虑简单的不确定集合不同，本节根据不确定参数的概率分布的偏度信息，考虑两种不同的不确定性来源，构建对称和非对称两种不确定集合。之所以选择对称与非对称不确定集合，主要有以下三个原因：首先，本章中选取的不确定集合是 Ellispoid 不确定集合的扩展，由于在相同的问题背景下，与 Ellispoid 不确定集合相比，Box、Budget 等不确定集合下的解更保守，可以通过它们的几何图形的形状解释；其次，由于提出的模型中含有机会约束，对于二范数 $\|\cdot\|_2$ 形式的不确定集合，如 Ellispoid 或本章构建的对称与非对称不确定集合，可以很好地等价转化机会约束，这是前面提到的其他不确定集合所不具备的性质；最后，基于对不确定的应急需求的概率分布信息（如均值、偏度、峰度等）掌握的多少，提出了对称与非对称不确定集合，但对于非对称不确定集合，则对不确定参数的信息掌握较少。在后面的内容中，将基于历史的应急需求数据，建立基于数据驱动的不确定集合。

在鲁棒模型中，为了使得等式约束（3.37）成立，假设应急需求 d 是连续的，虽然这与实际中的整数应急需求有所不同，但是这对最终的应急医疗服务网络的决策影响非常小。假设不确定需求 $\bar{d}_i$ 线性依赖于独立随

机因子 $\tilde{\pi}_m$，满足

$$\tilde{d}_i = d_i + \sum_{m \in M} q_{im} \tilde{\pi}_m \quad \forall i \in I \tag{3.37}$$

其中，$\tilde{d}_i$ 为一个随机的不确定变量；d_i 为名义上的应急需求，即应急需求的确定值；系数 q_{im}，$i \in I$，$m \in M$ 为对于需求节点 i 在随机因素 m 下的权重，在实际问题中可以理解为节点 i 的应急需求 $\tilde{d}_i$ 来自 i 节点周围的应急需求的比例。

$$\mathbb{E}_P(\tilde{\pi}_m) = 0, \quad |\tilde{\pi}_m| \leqslant 1 \quad \forall m \in M \tag{3.38}$$

P 为满足（3.38）条件的一簇概率分布的集合。记不确定应急需求的不确定集合为 D，则 $\tilde{d} \in D$。基于应急需求的不确定性，引入机会约束，与 3.3 节中的随机规划模型类似，在确定问题的基础上，建立鲁棒应急医疗服务网络设计模型，记作 RM。

$$(\text{RM}): \min \sum_{j \in J} f_j x_j + \sum_{j \in J} g_j v_j + \sum_{j \in J} \sum_{i \in I} cl_{ij} z_{ij} \tag{3.39}$$

$$\text{s. t.} \quad (3.2), \ (3.3)$$

$$\mathbb{P} \left\{ \sum_{j \in J_i} z_{ij} \geqslant \tilde{d}_i \right\} \geqslant 1 - \eta \quad \forall i \in I, \tilde{d} \in D \tag{3.40}$$

$$\sum_{i \in I} \sum_{j \in J_i} z_{ij} \geqslant \beta \sum_{i \in I} \tilde{d}_i \quad \forall \tilde{d} \in D \tag{3.41}$$

$$x_j \in \{0, 1\}, v_j, z_{ij} \in \mathbb{N} \quad \forall i \in I, j \in J \tag{3.42}$$

在鲁棒模型（RM）中，机会约束（3.40）和约束（3.41）与应急需求不确定性有关，这大大增加了模型求解的难度，尤其对于机会约束（3.40）。机会约束保证了需求节点 i 在最坏情况下至少要以 $1 - \eta$ 的概率满足该节点的所有应急请求；而约束式（3.41）则保证了整个 EMS 系统的总的覆盖水平 β。接下来，基于两类不确定性（即对称和非对称不确定集合），利用鲁棒优化技术，将不确定参数相关的机会约束（3.40）和约束（3.41）等价转化为易求解的凸优化问题，如 LP、SOCP 和 QCP，并分析这些模型的结构定理和数学性质。

3.4.1 基于应急需求对称不确定性的鲁棒模型

记应急需求的对称不确定集合为 u_{sy}，刻画不确定应急需求的概率分布

的对称性。

$$u_{sy} = \{ \tilde{\pi} : \| \boldsymbol{Q}^{-1/2} (\tilde{\pi} - \hat{\pi}) \| \leqslant \Omega \} \qquad (3.43)$$

其中，Ω 表示对称不确定集合的不确定水平参数，即前面提到的 POR。用它来客观衡量参数的不确定性和保守程度，体现决策者的风险态度。Ω 数值越大，模型越保守。矩阵 $\boldsymbol{Q}$ 通常指随机变量 $\tilde{\pi}$ 的协方差矩阵，注意到，如果协方差矩阵 $\boldsymbol{Q}$ 等于单位矩阵 $\boldsymbol{I}$，则此时对称不确定集合 u_{sy} 退化为 Ellipsoid 不确定集合。

考虑鲁棒不等式约束（3.44），定理 3.1 给出了鲁棒约束（3.44）在对称不确定集合 u_{sy} 下的等价形式。

$$\sum_{i \in I} \sum_{j \in J_i} z_{ij} \geqslant \beta \max_{U_{sy}} \sum_{i \in I} \tilde{d}_i \qquad (3.44)$$

定理 3.1　对于应急需求对称不确定集合 u_{sy}，鲁棒约束（3.44）等价于

$$\sum_{i \in I} \sum_{j \in J_i} z_{ij} \geqslant \beta \sum_{i \in I} d_i + \beta \Omega \sqrt{\sum_{m \in M} \left(\sum_{i \in I} q_{im} \right)^2} \qquad (3.45)$$

其中，Ω 为不确定水平参数（POR）。

证明： 根据前面的假设，不确定参数 $\tilde{\pi}_m$ 满足一簇概率分布 P，满足条件 $\mathbb{E}_P (\tilde{\pi}_m) = 0$，$| \tilde{\pi}_m | \leqslant 1$。

由于 $\tilde{d}_i = d_i + \sum_m q_{im} \tilde{\pi}_m$，则考虑应急需求对称不确定集合 u_{sy}，鲁棒约束（3.44）可重新表达为

$$\sum_{i \in I} \sum_{j \in J_i} z_{ij} \geqslant \beta \max_D \sum_{i \in I} \tilde{d}_i = \beta \left(\sum_{i \in I} d_i + \max_{\tilde{\pi} \in u_{sy}} \sum_{i \in I} \sum_{m \in M} q_{im} \tilde{\pi}_m \right) \qquad (3.46)$$

其中 $u_{sy} = \{ \tilde{\pi} \mid \| \tilde{\pi} \|_2 \leqslant \Omega \}$，$\| \cdot \|_2$ 表示 2 范数。

对于鲁棒约束（3.46），内层最大化 max 问题可等价于优化问题（3.47）~（3.48）。

$$\max_{\tilde{\pi}} \sum_{i \in I} \sum_{m \in M} q_{im} \tilde{\pi}_m \qquad (3.47)$$

$$\text{s. t. } \| \tilde{\pi} \|_2 \leqslant \Omega \qquad (3.48)$$

令 $\lambda \geqslant 0$ 为相应约束的拉格朗日乘子。则拉格朗日函数为

$$\Pi (\tilde{\pi}, \lambda) = \sum_{i \in I} \sum_{m \in M} q_{im} \tilde{\pi}_m + \lambda (\Omega - \| \tilde{\pi} \|_2) \qquad (3.49)$$

根据库恩—塔克最优性条件，令 Π 关于 $\tilde{\pi}_m$ 的偏导数等于 0，可求得对称不确定集合的随机因子 $\tilde{\pi}_m$ 的最优值。

$$\frac{\partial \Pi}{\partial \tilde{\pi}_m} = \sum_{i \in I} q_{im} - \frac{\lambda}{\| \tilde{\pi} \|_2} \tilde{\pi}_m = 0 \tag{3.50}$$

如果拉格朗日乘子 $\lambda \geqslant 0$，则 $\tilde{\pi}_m = \dfrac{\| \tilde{\pi} \|_2}{\lambda} \sum_{i \in I} q_{im}$，$\forall m \in M$。根据互补

松弛条件 $\lambda(\Omega - \| \tilde{\pi} \|_2) = 0$，则 $\Omega - \| \tilde{\pi} \|_2 = 0$，即 $\lambda = \sqrt{\sum_{m \in M} \left(\sum_{i \in I} q_{im} \right)^2}$.

所以有

$$\max_{\| \pi \|_2 \leqslant \Omega} \sum_{i \in I} \sum_{m \in M} q_{im} \tilde{\pi}_m = \sum_{i \in I} \sum_{m \in M} q_{im} \frac{\Omega}{\sqrt{\sum_{m \in M} \left(\sum_{i \in I} q_{im} \right)^2}} \sum_{i \in I} q_{im} = \Omega \sqrt{\sum_{m \in M} \left(\sum_{i \in I} q_{im} \right)^2}$$

如果 $\lambda = 0$，则 $\dfrac{\partial \Pi}{\partial \tilde{\pi}_m} = \sum_{i \in I} q_{im} > 0$，不存在最优解。综上可得出最终的等价形式（3.45），证毕。

对于机会约束（3.40），定理 3.2 给出了对称不确定集合下的等价形式。

定理 3.2 对于应急需求对称不确定集合 u_{sy}，鲁棒机会约束（3.40）等价于

$$\sum_{j \in J_i} z_{ij} \geqslant d_i + \Omega_0 \sqrt{\sum_m q_{im}^2} \quad \forall i \in I \tag{3.51}$$

其中，安全系数 $\Omega_0 \geqslant \sqrt{2\ln(1/\eta)}$，$\eta$ 为约束违反的概率。

证明： 由于假设（3.37）成立，机会约束（3.40）可重新表达为

$$\mathbb{P} \left\{ \sum_{j \in J_i} z_{ij} - d_i - \sum_{m \in M} q_{im} \tilde{\pi}_m \geqslant 0 \right\} \geqslant 1 - \eta \quad \forall i \in I \tag{3.52}$$

根据 Ben－Tal 等（2009）[141] 中的定理，不确定集合 $u_{sy} = \{ \tilde{\pi} \mid \| \tilde{\pi} \|_2 \leqslant \Omega \}$ 下的机会约束，可近似等价为

$$\sum_{j \in J_i} z_{ij} \geqslant d_i + \Omega_0 \sqrt{\sum_m q_{im}^2}, \quad \forall i \in I \tag{3.53}$$

其中，安全系数 $\Omega_0 \geqslant \sqrt{2\ln(1/\eta)}$，$\eta$ 为约束违反的概率。

综上，基于应急需求对称不确定集合 u_{sy} 的鲁棒模型的最终等价为如下线性规划问题，记作 SYRM。

$$(\text{SYRM}): \min \sum_{j \in J} f_j x_j + \sum_{j \in J} g_j v_j + \sum_{j \in J} \sum_{i \in I} cl_{ij} z_{ij}$$
$$\text{s. t. } (3.2), (3.3), (3.5), (3.45), (3.51)$$

3.4.2　基于应急需求非对称不确定性的鲁棒模型

与对称不确定集合相对应的另外一种不确定集合为非对称不确定集合。当不确定参数的概率分布为偏态分布时，引入随机变量的前项偏差和后项偏差，构建不确定凸集。关于更多理论知识，可参考 Chen 等 (2007)[165] 文献。记应急需求非对称集合为 U_{asy}。

$$U_{asy} = \{ \tilde{\pi} : \exists a, b \in R, \tilde{\pi} = a - b, \| \boldsymbol{\Phi}^{-1/2} a + \boldsymbol{\Psi}^{-1/2} b \| \leqslant \Omega \} \quad (3.54)$$

其中，对角矩阵 $\boldsymbol{\Phi}$ 和 $\boldsymbol{\Psi}$ 衡量随机变量 $\tilde{\pi}$ 的前项和后项偏差。为了方便建模表述，将随机变量 $\tilde{\pi}$ 分解为两个随机变量 a 和 b，使得

$$\tilde{\pi} = a - b, \ a = \max\{ \tilde{\pi}, 0 \}, \ b = \max\{ - \tilde{\pi}, 0 \} \quad (3.55)$$

其中，a 和 b 均为正数，且至少有一个为 0。

命题 3.3 从理论分析上给出两个不确定集合之间的包含关系，这并不像其他的 Box、Budget、Ellipsoid 不确定集合一样，从几何形状上可以判断它们之间的大小关系，后面的计算分析 3.5.2 中，将对该命题做出更直观的解释。

命题 3.3 　*如果 $\boldsymbol{\Phi} = \boldsymbol{\Psi} = \boldsymbol{I}$，则对称不确定集合 u_{sy} 等价于非对称不确定集合 U_{asy}；如果 $\boldsymbol{I} > \boldsymbol{\Phi}$，$\boldsymbol{\Phi} > 0$，则 $u_{sy} \supset U_{asy}$；如果 $\boldsymbol{\Phi}$，$\boldsymbol{\Psi} > \boldsymbol{I}$，则 $u_{sy} \subset U_{asy}$。*

证明： 当 $\boldsymbol{\Phi} = \boldsymbol{\Psi} = \boldsymbol{I}$ 时，$u_{sy} = \{ \tilde{\pi} : \exists a, b \in R, \tilde{\pi} = a - b, \| a + b \|_2 \leqslant \Omega \}$。假设 $\tilde{\pi}_1 \in u_{sy}$，令 $a = \max\{ \tilde{\pi}_1, 0 \}$ 和 $b = \max\{ - \tilde{\pi}_1, 0 \}$，则 $\tilde{\pi}_1 = a - b$. 由于 $\| \tilde{\pi}_1 \|_2 = \| a - b \|_2 = \| a + b \|_2 \leqslant \Omega$，因此 $\tilde{\pi}_1 \in U_{asy}$。如果 $\tilde{\pi}_1 = U_{asy}$，则 $\tilde{\pi}_1 = a - b$。$\| \tilde{\pi}_1 \|_2 = \| a - b \|_2 \leqslant \| a + b \|_2 \leqslant \Omega$，所以 $\tilde{\pi}_1 \leqslant U_{asy}$。对称不确定集合 u_{sy} 等价于 U_{asy}。当 $\boldsymbol{\Phi}$，$\boldsymbol{\Psi} < \boldsymbol{I}$，则 $\boldsymbol{\Phi}^{-1/2}$，$\boldsymbol{\Phi}^{-1/2} > \boldsymbol{I}$。假设 $\tilde{\pi}_1 \in U_{asy}$，则 $\tilde{\pi}_1 = a - b$，其中 $a = \max\{ \tilde{\pi}_1, 0 \}$，$b = \max\{ - \tilde{\pi}_1, 0 \}$。有 $\| \tilde{\pi}_1 \|_2 = \| a - b \|_2 < \| \boldsymbol{\Phi}^{-1/2} a + \boldsymbol{\Phi}^{-1/2} b \|_2 \leqslant \Omega$ 成立，所以 $\tilde{\pi}_1 \in u_{sy}$，即 $u_{sy} \supset U_{asy}$。同

理可以得到，当 $\boldsymbol{\Phi}$，$\boldsymbol{\Psi} > \boldsymbol{I}$ 时，$u_{sy} \subset U_{asy}$，证毕。

定理 3.3 对于非对称不确定集合 U_{asy}，鲁棒不等式约束（3.41）等价于

$$\sum_{i \in I} \sum_{j \in J_i} z_{ij} \geqslant \beta \sum_{i \in I} d_i + \beta \Omega \sqrt{\sum_{m \in M} r_m^2}$$

$$r_m \geqslant \sum_{i \in I} q_{im} \phi_m \quad \forall m \in M$$

$$r_m \geqslant - \sum_{i \in I} q_{im} \psi_m \quad \forall m \in M$$

$$r_m \geqslant 0 \qquad \forall m \in M \tag{3.56}$$

其中，Ω 为不确定水平参数 POR，ϕ，ψ 分别为随机变量 $\tilde{\pi}$ 的前项和后项偏差。

证明： 考虑 U_{asy}，鲁棒不等式约束 $\sum_{i \in I} \sum_{j \in J_i} z_{ij} \geqslant \beta \max_D \sum_{i \in I} \tilde{d}_i$ 可表述为

$$\sum_{i \in I} \sum_{j \in J_i} z_{ij} \geqslant \beta \max_D \sum_{i \in I} \tilde{d}_i = \beta \left(\sum_{i \in I} d_i + \max_{\tilde{\pi} \in U_{asy}} \sum_{i \in I} \sum_{m \in M} q_{im} \tilde{\pi}_m \right) \tag{3.57}$$

由于约束（3.57）中的第一部分表达式仅与名义应急需求 d_i 相关，是确定不变的，而第二部分则为一个内部最大化问题，可以等价于优化问题

$$\max_{a,b} \sum_m q_{im} (a_m - b_m)$$

$$\text{s.t.} \ \| \boldsymbol{\Phi}^{-1/2} a + \boldsymbol{\Psi}^{-1/2} b \|_2 \leqslant \Omega$$

$$a, b \geqslant 0 \tag{3.58}$$

为了简化表述，作下列形式的变换，令 $u = \boldsymbol{\Phi}^{-1/2} a$，$v = \boldsymbol{\Psi}^{-1/2} b$，则 $a = \boldsymbol{\Phi}^{1/2} u$，$b = \boldsymbol{\Psi}^{1/2}$，则鲁棒约束（3.58）可重新表达为优化问题

$$\max_{\| u+v \|_2 \leqslant \Omega} \sum_m q_{im} (\phi_m u_m - \psi_m v_m) \tag{3.59}$$

其中 ϕ_m，ψ_m 分别为对角矩阵 $\boldsymbol{\Phi}^{1/2}$，$\boldsymbol{\Psi}^{1/2}$ 的第 m 个对角元素。

为了证明式（3.60）成立，引入 Chen 等（2007）[165] 的定理 3.4。

$$\max_{\| u+v \|_2 \leqslant \Omega} \sum_m q_{im} (\phi_m u_m - \psi_m v_m) = \Omega \| \tau_i \|_2^* \tag{3.60}$$

其中，$\tau_{im} = \max \{ q_{im} \phi_m, -q_{im} \psi_m, 0 \}$，$\| \cdot \|_2^*$ 为对偶范数，其定义为

$$\| \tau \|_2^* = \max_{\| x \|_2 \leqslant 1} \tau' x \tag{3.61}$$

定理 3.4 令 $z^* = \max_{\| v+w \| \leqslant \Omega, v,w \geqslant 0} a'v + b'w$，则 $\Omega \| t \|^* = z^*$，其中 $t_j = \max \{ a_j, b_j, 0 \}$，$j \in \{ 1, \cdots, N \}$。

因此，基于定理 3.4，将等式（3.60）带入到鲁棒约束（3.57），易得在需求非对称不确定集合 U_{asy} 下，不等式（3.41）等价于约束（3.56）。故证之。

类似地，定理 3.5 给出了非对称不确定集合 U_{asy} 下，鲁棒机会约束（3.41）的确定等价形式。

定理 3.5　对于需求非对称不确定集合 U_{asy}，机会约束（3.40）的鲁棒等价问题为

$$
\begin{aligned}
\sum_{j \in J_i} z_{ij} &\geq d_i + \Omega_0 \sqrt{\sum_m \tau_{im}^2} \quad \forall\, i \in I \\
\tau_{im} &\geq q_{im}\phi_m \quad \forall\, i \in I, m \in M \\
\tau_{im} &\geq -q_{im}\psi_m \quad \forall\, i \in I, m \in M \\
\tau_{im} &\geq 0 \qquad\quad \forall\, i \in I, m \in M
\end{aligned} \tag{3.62}
$$

其中，安全系数 $\Omega_0 \geq \sqrt{2\ln(1/\eta)}$，$\eta$ 为约束违反的概率，ϕ, ψ 分别为随机变量 $\tilde{\pi}$ 的前项和后项偏差。

证明： 鲁棒机会约束（3.40）可重新表达为

$$
\mathbb{P}\left\{ \sum_{j \in J_i} z_{ij} \geq d_i + \max \sum_{m \in M} q_{im}\tilde{\pi}_m \right\} \geq 1 - \eta \quad \forall\, i \in I \tag{3.63}
$$

基于非对称集合 $U_{asy} = \{\tilde{\pi} : \exists\, a, b \in R,\ \tilde{\pi} = a - b,\ \| \boldsymbol{\Phi}^{-1/2} a + \boldsymbol{\Psi}^{-1/2} b \| \leq \Omega\}$，同定理 3.2 中的证明类似，并应用定理 3.3 的证明过程，可得非对称不确定集合下鲁棒机会约束的确定形式（3.62），在这里就不再描述该定理的证明过程。

类似地，U_{asy} 下的鲁棒模型，最终等价于确定问题，记作 ASYRM。

$$
(\text{ASYRM}) : \min \sum_{j \in J} f_j x_j + \sum_{j \in J} g_j v_j + \sum_{j \in J} \sum_{i \in I} cl_{ij} z_{ij}
$$
$$
\text{s. t.} \ (3.2), (3.3), (3.56), (3.62)
$$
$$
x_j \in \{0,1\}, v_j, z_{ij} \in \mathbb{N}, \tau_{im}, r_m \geq 0 \quad \forall\, i \in I, j \in J, m \in M
$$

3.5　算例分析

3.5.1　两阶段随机规划模型的结果分析

为了测试 B&BC 算法，随机生成了一系列规模的问题，每一个规模问

题，都生成 10 组数据。考虑以下规模的随机生成的数据 $|I|$ – $|J|$ = (80 –
50,150 – 100,300 – 200)，其中 I 表示需求节点的个数，J 表示应急医疗服
务站的个数，离散随机情景的个数 $\varXi$ = (100,200,300,500,800)。所有随机
生成的算法测试的数据集及其规模见表 3.1。在表 3.1 中，数据 D1 ~ D15
为机会约束随机模型的规模，除了每个测试数据的规模，还记录了第一阶
段和第二阶段中含有的整数变量（int var）、整数约束（int const）和连续
变量（cont var）、连续约束（cont const）的个数。根据表 3.1，对于数据
D12 ~ D15，则含有较大规模的整数变量和约束。所有的算例实验都在
Windows 1 064 位系统下，Intel(R) Xeon(R) 3. 30 GHz Processor 和 128 GB
RAM 配置的环境下进行。CPLEX 12. 71 用来求解 Benders 主问题和许多子
问题。对于 Benders 主问题，只使用一个线程，对于子问题，使用 8 个线
程求解。对于 CPLEX 12. 71 中的 Benders 分解，则使用所有的 16 个线程。
算法的停止条件有两个：一个是算法的最优 gap 达到 1%，另外一个就是
达到设置的时间限制，对于机会约束随机模型，时间限制为 3 600 秒。

表 3.1　随机生成的测试数据集及其规模（第 3 章）

class	I	J	$\|\varXi\|$	第一阶段		第二阶段	
				int var	int const	cont var	cont const
D1	80	50	100	8 100	130	400 000	13 100
D2	80	50	200	16 100	130	800 000	26 200
D3	80	50	300	24 100	130	1 200 000	39 300
D4	80	50	500	40 100	130	2 000 000	65 500
D5	80	50	800	64 100	130	3 200 000	104 800
D6	150	100	100	15 200	250	1 500 000	25 100
D7	150	100	200	30 200	250	3 000 000	50 200
D8	150	100	300	45 200	250	4 500 000	75 300
D9	150	100	500	75 200	250	7 500 000	125 500
D10	150	100	800	120 200	250	12 000 000	200 800

class	I	J	$|\varXi|$	第一阶段		第二阶段	
				int var	int const	cont var	cont const
D11	300	200	100	30 400	500	6 000 000	50 100
D12	300	200	200	60 400	500	12 000 000	100 200
D13	300	200	300	90 400	500	18 000 000	150 300
D14	300	200	500	150 400	500	30 000 000	250 500
D15	300	200	800	240 400	500	48 000 000	400 800

注:"int var"表示第一阶段问题中整数变量的个数;"int const"表示第一阶段问题中整数约束的个数。

"cont var"表示第二阶段问题中连续变量的个数;"cont const"表示第二阶段问题中约束的个数。

对于本章所涉及的相关的成本参数,所有参数均为平均每天的成本。固定建设成本 f_j 服从均匀分布 $U(2\ 000, 3\ 000)$,应急医疗服务站 j 中急救车辆的维护运营成本 g_j 服从 $U(200, 300)$,急救车辆的单位运输成本 c 服从均匀分布 $U(0.5, 1)$。需求节点和应急医疗服务站之间的距离 l_{ij} 同样根据均匀分布 $U(1, 15)$,在情景 ξ 下应急需求点 i 处的随机应急需求 d_i^ξ 服从均匀分布 $U(1, 10)$,且 d_i^ξ 为正整数。应急医疗服务站 j 拥有的应急车辆的最大数量 q_j 服从均匀分布 $U(1, 4)$。设定至少满足整个应急医疗服务系统 90% 的应急需求,即 $\beta = 0.9$,机会约束违反的概率 η 为 0.1。假设每个救护车最多服务 8 个应急请求。

表 3.2 给出了随机规划模型在三个不同规模大小的算法下的结果,记录了平均 CPU 时间(avg)、最大(max)CPU 时间以及在 3 600 秒内未得到最优解的测试例子的比例(prop)。通过表 3.2 可以看出,对于任何规模的例子,在这三个算法之中,就 CPU 时间而言,B&BC 算法都具有较好的效果。CPLEX 12.71 中的 Benders 策略能够求解较小规模的问题(如 D1 ~ D5),但对于较大规模的问题,则几乎不能得到最优解,而且在 3 600 秒时的 gap 为 60%,所以具有非常差的效果。同时,CPLEX 12.71 中的 Benders 分解对求解环境的配置要求非常高,需要非常大的内存环境。因为这些算

法都是在 128G 的计算机上运行的，所以在 3 600 秒内未出现内存不足的问题。对于 CPLEX 12.71 中的 BD 方法，基本的 B&BC 算法也具有不错的效果，至少对于中等或小规模的问题来说，绝大部分例子都可以在规定的时间内达到最优；然而，对于大规模的例子，如 D11 ~ D15，则效果较差，在 3 600 秒内几乎不能得出最优解。这也说明分支的加入，还有分解 Benders 子问题、添加多个 Benders 割平面等策略，加快了算法的效率。本章中提出的加强的 B&BC 算法在较短的平均 CPU 时间内得出了最优解，即使对于大规模的问题 D15。这说明命题 3.2 的有效不等式约束（3.35）和（3.36），使得子问题可行，避免了添加 Benders 可行割平面，同时使得主问题产生了高质量的解，进一步促使子问题产生更有效的 Benders 最优割平面，加快算法的收敛性，降低求解的时间。所以，本章提出的 B&BC 算法明显优于其他两个算法，大大缩短了平均 CPU 时间。另外，本章的 B&BC 算法明显优于文献［61］中改进的 BB 算法。

表 3.2　算法测试结果

class	BD in CPLEX			基本的 B&BC			加强的 B&BC		
	avg	max	prop	avg	max	prop	avg	max	prop
D1	226	316	0	288	1 924	0	5	9	0
D2	673	1 058	0	520	3 600	0.1	11	13	0
D3	1 282	1 897	0	463	3 600	0.1	16	24	0
D4	2 945	3 600	0.1	747	3 600	0.2	29	52	0
D5	3 359	3 600	0.8	1 074	3 600	0.2	47	73	0
D6	1 110	1 691	0	269	1 251	0	66	98	0
D7	2 250	3 600	0.1	303	1 025	0	112	198	0
D8	3 090	3 600	0.6	845	3 600	0.1	189	310	0
D9	*	3 600	1	583	3 600	0.1	351	467	0
D10	*	3 600	1	1 598	3 600	0.3	504	637	0
D11	*	3 600	1	2 286	3 600	0.5	552	1 037	0

class	BD in CPLEX			基本的 B&BC			加强的 B&BC		
	avg	max	prop	avg	max	prop	avg	max	prop
D12	*	3 600	1	3 031	3 600	0.7	963	1 840	0
D13	*	3 600	1	*	3 600	1	1 819	2 765	0
D14	*	3 600	1	*	3 600	1	2 411	3 600	0.1
D15	*	3 600	1	*	3 600	1	2 877	3 600	0.3

运行时间限制为 3 600 秒；

" * "表示所有的测试例子在 3 600 秒内没有获得最优解。

本章基于北爱尔兰急救服务与社会医疗信托（NIASHSCT）2015/04—2017/03 的 A 类应急请求的实际数据，验证所提出的机会约束随机规划模型和两类不确定集合下的鲁棒模型，并得出一些管理的启示，为相关部门的管理者或者决策者提供支持。根据 4 位邮政编码，将整个北爱尔兰划分为 80 个区域，在本章的模型中，每一个 4 位邮政编码所代表的区域标识一个应急需求区域。在这里，假设一个邮政编码区域中的应急需求都集中到其中心点，由于对于大部分邮政编码区域来说，其划分面积足够小，所以本章的这个假设合理。因此，80 个邮政编码代表 80 个需求点，即 $|I|=$ 80，并按照邮编号码进行编号；整个北爱尔兰 63 个应急医疗服务中心将作为急救车辆临时站点的潜在选址点，即 $|J|=63$，并依次进行编号 $S01 \sim S63$。图 3.2 给出了北爱尔兰中所有的应急需求点和潜在的应急医疗服务站的选址点。

由于假设所有应急需求都集中在区域的中心，通过这些中心和急救车辆潜在的选址点的经度和纬度坐标，借助 ArcGIS 可以得到它们之间的实际距离。考虑一天中的应急需求数据，把每天都看作一个随机情景，即 d_i^ξ 为情景 ξ 下的实际的应急需求。在这里假设所有的应急医疗服务站都是同质的，应急医疗服务站的建设成本为 2 350，急救车辆的运营维护成本为 240，急救车辆在提供服务的过程中产生的单位运输成本服从均匀分布 $U(0.5,1.5)$，每个应急医疗服务站的急救车辆的容量均为 3，且每天每辆急救车辆最多服务 6 个应急请求。整个 EMS 系统的覆盖水平 β 和约束违反

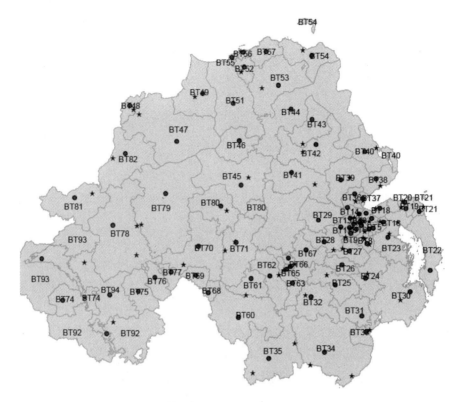

图 3.2 基于邮政编码划分的北爱尔兰地图

的概率 η 是用户定义的参数，由决策者决定。

　　图 3.3（a）给出了需求节点 i 的应急需求不被满足的概率 η 与整个选址总成的关系曲线。η 越大，对应的确定约束不成立的概率越大，则需求节点 i 的覆盖水平越小。随着 η 增加，总成本在整体上的趋势为逐渐降低，这是由于需求节点 i 的覆盖水平较小，则开放较少的应急医疗服务站，分配较少的急救车辆，就可以满足既定的覆盖水平。当 $\eta \leqslant 0.1$ 时，总成本下降速度较快，这也说明此时约束违反的概率 η 比较敏感，需求节点 i 的局部覆盖水平的边际成本较高。随后 $\eta \geqslant 0.1$ 时，则趋于相对稳定。在实际问题中，当 $\eta \geqslant 0.6$ 时，此时的解没什么意义，因为此时的覆盖水平非常低，造成的损失比较严重，决策者并不期望这样的覆盖水平。另外，当 $\eta \geqslant 0.5$ 时，总成本曲线轻微上升，这是由于此时 B&BC 算法的收敛性不如之前好，在这里取上界作为最优的总成本，因此，可能出现大于之前的最

优值的情况。类似地，图 3.3（b）给出了整个 EMS 系统的覆盖水平 β 与整个选址总成本的关系曲线。随着 β 的增加，总成本曲线先保持稳定，后持续上升，尤其当 $\beta \geqslant 0.5$，即决策者希望至少满足一半的应急请求时。同样地，在实际问题中，决策者期望较高的整个 EMS 系统的覆盖水平，如 $\eta \geqslant 0.75$。图 3.3（a）和 3.3（b）对总成本的影响正好相反，因此，决策者需要定义合适的（η, β）组合，在 η，β 和总成本预算之间做一个权衡。

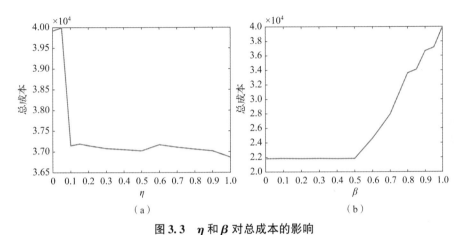

图 3.3　η 和 β 对总成本的影响

（a）η 对总成本的影响（$\beta = 0.9$）；（b）β 对总成本的影响（$\eta = 0.1$）

3.5.2　鲁棒模型的计算结果

对于鲁棒模型，同样基于北爱尔兰的实际数据进行分析。在等式（3.37）中，不确定应急需求等于名义值加上随机因子 $\tilde{\pi}$ 的线性组合形式，考虑 4 个随机因子（即 $m = 4$），权重系数 q_{im} 则服从均匀分布 $U(0, 1)$。对于非对称不确定集合而言，还有一对描述不确定参数的概率分布的前项和后项偏差参数。除了前、后项偏差和鲁棒不确定水平参数外，其他的参数（如成本）设置与 3.5.1 节中的相同。Natarajan 等（2008）提出了一种计算前、后项偏差的方法，并运用到投资证券组合优化问题[166]，具体的计算为

$$\pi_{im}(\delta) = \begin{cases} \dfrac{\sqrt{\delta_i(1-\delta_i)}}{\delta_i} & \text{概率为 } \delta_i \\[3mm] -\dfrac{\sqrt{\delta_i(1-\delta_i)}}{1-\delta_i} & \text{概率为 } (1-\delta_i) \end{cases} \tag{3.64}$$

其中，δ_i 为概率参数，用来刻画概率分布的偏度。所有的随机因子 $\tilde{\pi}$ 属于同一簇满足条件（3.38）的概率分布 P，具有相同的均值和标准差。δ_i 不同，则表示概率分布非对称性的程度不同。文献［166］给出了生成 δ_i 的方法：

$$\delta_i = \frac{1}{2}\left(1 + \frac{i}{1+|I|}\right) \quad \forall\, i \in I \tag{3.65}$$

然而，无论对于对称不确定集合，还是非对称不确定集合，最终的鲁棒等价问题均与随机因子 $\tilde{\pi}$ 无关，上述确定前项和后项偏差的计算方法并不适用。Chen 等（2007）基于样本数据，提出了另外一种近似估计前项和后项偏差的方法[165]。对于给定的样本数据 θ_n，$n = 1, 2, \cdots, N$，N 为样本的个数，$\bar{\theta}$ 为 N 个样本的均值。根据前项偏差和后项偏差的定义，可以得到基于样本数据的前项偏差（ϕ_m）和后项偏差（ψ_m）的计算表达式：

$$\phi_m = \sup_{\gamma>0} \frac{1}{\gamma}\sqrt{2\ln\frac{1}{N}\sum_{n=1}^{N}\exp(\gamma(\theta_n - \bar{\theta}))} \tag{3.66}$$

$$\psi_m = \sup_{\gamma>0} \frac{1}{\gamma}\sqrt{2\ln\frac{1}{N}\sum_{n=1}^{N}\exp(-\gamma(\theta_n - \bar{\theta}))} \tag{3.67}$$

基于均匀分布［-1, 1］随机生成的 $\tilde{\pi}$ 的样本数据，根据表达式（3.66）和（3.67），设 $\phi_m = \psi$，$\psi_m = \phi$，可以计算得出 ϕ、ψ。由于条件（3.38）的限制，且 $m = 4$，则不确定水平参数 $\Omega \in [0, 2]$。当 $\Omega = 0$，$\eta = 0$，$\beta = 1$，此时鲁棒模型与确定模型等价。根据定理 3.2 和 3.5，可以得出与约束违反的概率 η 相对应的安全参数 $\Omega_0 = \sqrt{2\ln(1/(1-\eta))}$，其中 η 分别等于 0.05、0.1、0.15、0.2、0.25。Ω 和 Ω_0 的值越大，鲁棒模型越保守。

表 3.3 和表 3.4 分别给出了两个鲁棒模型在不确定水平参数 POR 和约束违反的概率 η，开放的应急医疗服务站点的总数量、所拥有的急救车辆的总数和最优的总成本。从表 3.3 中可以看出，随着不确定参数 POR 增

加, 开放的应急医疗服务站点的总数量、所拥有的急救车辆的总数基本保持稳定, 总成本保持增加, 具体的选址点和拥有的急救车辆数参考表 3.5。但当 POR = 2 时, 三个指标增加明显。这是由于 POR 越大, 鲁棒模型越保守, 对于不确定集合中的任何一个可能的实现值, 鲁棒解都可行。另外, 非对称不确定集合的三个指标都明显高于对称不确定集合模型。因为非对称不确定集合描述了不确定参数的概率分布的偏态程度, 与对称不确定集合相比, 它拥有更多的概率分布信息, 获取的分布信息越多, 付出的代价相对越高。另外, 从理论上分析, 命题 3.3 给出了不确定集合 u_{sy} 和 U_{asy} 之间的大小包含关系。在计算中, 所有前项偏差对角矩阵和后项偏差对角矩阵中的元素都相等, 且 $\phi = 1.64$, $\psi = 1.63$ 均大于 1, 则满足 $\boldsymbol{\Phi}$, $\boldsymbol{\Psi} > \boldsymbol{I}$ 时 ($\boldsymbol{I}$ 为单位矩阵), $u_{sy} \subset U_{asy}$, 不确定集合越大, 则对应的鲁棒解越保守, 总成本越高。表 3.5 给出了不同约束违反的概率 η 下的最优选址点和配置急救车辆的具体方案。在大多数情况下, 基于非对称不确定集合的开放的站点与基于对称不确定集合的不同, 而对于同一类型的不确定集合, 则差别较小。

表 3.3　不同 POR 下结果比较 ($\eta = 0.2$, $\beta = 0.9$)

POR	开放总数量		车辆总数量		总成本	
	对称	非对称	对称	非对称	对称	非对称
0.5	18	20	54	59	55 722	61 639
1	18	20	54	59	55 722	61 641
1.5	18	20	54	59	55 722	61 640
2	18	22	54	65	55 734	67 767

表 3.4　不同 η 下的不同指标比较 ($\Omega = 0.5$, $\beta = 0.9$)

η	开放总数量		车辆总数量		总成本	
	对称	非对称	对称	非对称	对称	非对称
0.05	22	24	65	71	67 821	73 973
0.1	20	22	60	66	61 906	68 068

续表

η	开放总数量		车辆总数量		总成本	
	对称	非对称	对称	非对称	对称	非对称
0.15	19	21	57	62	58 804	64 729
0.2	18	20	54	59	55 722	61 639
0.25	18	19	52	57	55 238	58 806

表 3.5 不同 η 下最优选址点和配置急救车辆 ($\Omega=0.5$, $\beta=0.9$)

η	模型	开放的站点(配置车辆数量)
0.05	对称	2(2),6(3),7(3),10(3),11(3),12(3),15(3),21(3),24(3),25(3),27(3),28(3),34(3),36(3),38(3),42(3),43(3),47(3),48(3),56(3),62(3),63(3)
	非对称	2(2),7(3),10(3),11(3),12(3),14(3),20(3),21(3),24(3),25(3),26(3),30(3),34(3),36(3),38(3),39(3),41(3),43(3),44(3),48(3),55(3),56(3),58(3),63(3)
0.1	对称	4(3),7(3),11(3),12(3),13(3),14(3),15(3),16(3),20(3),25(3),28(3),29(3),34(3),37(3),41(3),43(3),48(3),55(3),60(3),63(3)
	非对称	4(3),7(3),11(3),12(3),13(3),14(3),20(3),21(3),25(3),26(3),34(3),36(3),39(3),40(3),41(3),42(3),45(3),48(3),51(3),55(3),57(3),63(3)
0.15	对称	4(3),6(3),7(3),10(3),12(3),13(3),15(3),20(3),21(3),25(3),30(3),34(3),36(3),41(3),43(3),44(3),51(3),55(3),63(3)
	非对称	4(3),5(3),7(3),10(3),12(3),14(3),20(3),21(3),25(3),26(3),28(3),30(3),34(3),35(3),38(3),43(3),44(3),49(3),53(3),54(3),55(3)

续表

η	模型	开放的站点(配置车辆数量)
0.2	对称	4(3),6(3),10(3),12(3),17(3),20(3),21(3),22(3),30(3),34(3),37(3),39(3),41(3),43(3),51(3),52(3),55(3),63(3)
	非对称	4(3),7(3),11(2),12(3),13(3),14(3),15(3),20(3),25(3),29(3),30(3),34(3),37(3),41(3),43(3),51(3),52(3),55(3),57(3),63(3)
0.25	对称	4(3),11(3),12(3),14(3),18(3),20(3),25(3),34(3),35(3),36(3),39(3),41(3),43(2),51(3),52(3),53(3),55(2),57(3)
	非对称	4(3),6(3),7(3),10(3),12(3),20(3),21(3),25(3),26(3),28(3),29(3),30(3),34(3),41(3),43(3),48(3),52(3),55(3),63(3)

注：第三列元素：第一个数字表示开放站点的编码，在这里省略 S，即 $S02$ 简称 2；括号内的数字表示开放站点所分配的急救车辆的数量。

3.5.3　随机和鲁棒模型比较

接下来，基于北爱尔兰的实际数据，比较随机模型和鲁棒模型的最优决策。图 3.4～图 3.6 给出了随机模型和鲁棒模型的应急医疗服务站的选址点的分布网络。为了更具可比性，尽可能选择相同参数设置背景，令 $\eta = 0.05$，$\beta = 0.9$，对于鲁棒模型，令不确定水平参数 Ω 为 0。通过下面的三个图可以得出前两个小节中类似的结论，随机模型开放设施的数量较少（12 个），总成本较低（36 711），鲁棒模型则比较保守，开放较多的设施，且总成本较高。在鲁棒模型中，基于非对称不确定集合的模型开放较多的设施（24 vs 22），具有较高的选址总成本（70 882 vs 59 846），具体的原因已经在前面解释过了。对于鲁棒模型比随机模型更保守，则给出三方面的解释。首先，鲁棒优化模型不依赖不确定应急需求的任何概率分布信息，仅仅已知不确定参数属于一个有界的封闭集合，其很大程度上取决于不确定水平参数 POR 的大小，寻找最坏情况下的决策。而对于随机规划模型，基于离散的情景刻画不确定参数，目标为最小化期望成本。对于所有的随机情景，这是鲁棒策略比较保守的最主要的原因。其次，对于随机模型，不确定需求由情景刻画，对于每个情景下每个节点的应急请求的数目，差别较大。在鲁棒策略中，名义的应急需求为随机模型中 366 个情景的平均值，因此每个节点的应急需求相对平均。在决策优化的过程中，为了能够覆盖既定水平的应急请求，则需要开放较多的站点，而且开放设施的布局在地理分布上相对均匀，如图 3.5 和图 3.6 所示。最后，随机模型为两阶段问题，第二阶段的决策在观察到所有情景下的不确定应急需求的实现值后，做出的"等待"决策。对应的鲁棒策略则为单阶段的决策优化问题，在不确定参数实现之前做出决策，这种决策属于"即时"决策。与前者相比，这种决策往往比较保守，灵活性较差，这也是鲁棒策略较保守的原因。但对于三个模型来说，最优的选址决策大多集中在应急需求较多的城镇，对于应急需求分布稀少的边远地区，则开放的应急服务站较少。图 3.7 清晰地展示了约束违反的概率 η 对三个模型的总成本的影响，很容易得出跟前面相同的结论：鲁棒模型较保守，随着 η 增加成本明显减少，而对于随机模型，则保持非常小幅度的减少。由于纵轴标度过大，在这个图里可能不是很明显，具体可以参考图 3.3（a）。

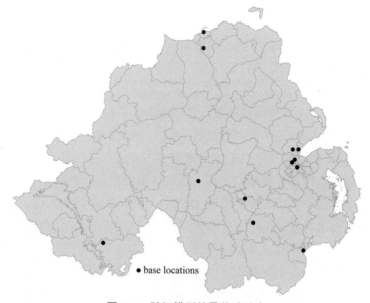

图 3.4　随机模型的最优选址点

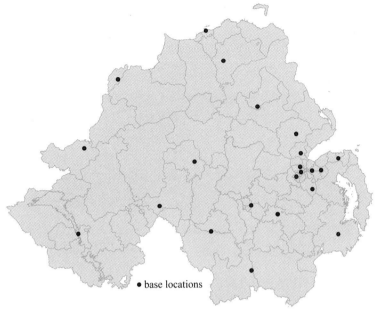

图 3.5　基于对称不确定集合的最优选址点

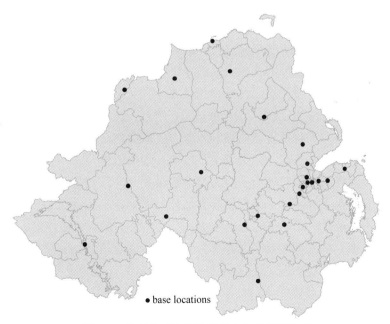

图 3.6　基于非对称不确定集合的最优选址点

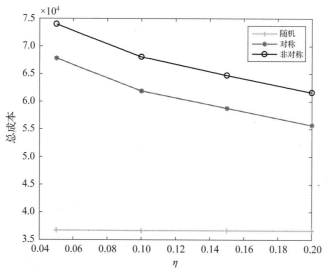

图 3.7 不同约束违反概率 η 下的总成本的变化 ($\beta = 0.9$, POR $= 0$)

3.6 小结

本章考虑应急需求的不确定性, 研究单阶段静态的应急医疗服务网络设计问题。在确定模型的基础上, 引入机会约束保证需求节点的局部覆盖水平, 在保证概率覆盖的同时最小化总成本。对于引入的机会约束, 分别从随机规划和鲁棒优化两个方向处理机会约束, 且最终推导出两阶段混合线性整数规划和二阶锥规划的等价问题。鲁棒优化模型, 跟目前文献中采用简单的 Interval, Box, Polyhedron, Budget 不确定集合不同, 它们往往导致太过于保守的决策。基于已知的不确定参数的分布信息, 构建了对称不确定集合 (与 Ellipsoid 不确定集合类似) 与非对称不确定集合, 刻画应急需求的不确定性。在随机规划模型中, 利用离散的随机情景描述应急需求的不确定性, 将机会约束等价转化为混合线性整数约束。由于最终得出的两阶段混合线性整数规划问题不易求解, 尤其对于实际中较大规模的问题, 本章提出了有效的 B&BC 求解算法, 并与 CPLEX 12.71 中的 Benders 算法比较, B&BC 求解算法表现出明显的优势; 以北爱尔兰局部区域的实际数据, 验证了所提出的模型。决策者需要根据其不同的偏好程度, 选择合适的参数组合，如约束违反的概率 η，整个 EMS 系统期望的覆盖水平 β 和鲁棒模型中的不确定水平参数 POR，在总成本、整个 EMS 的覆盖水平和约束违反的概率之间进行权衡。与随机规划模型相比，本章中的鲁棒模型过于保守，开设较多的应急医疗服务站，总成本较高。造成鲁棒模型非常保守的主要原因：一是鲁棒策略自身的保守性，尤其机会约束（3.40）和约束（3.41）中均含有不确定参数，相当于引入两个不确定水平参数 Ω、Ω_0 来抵抗应急需求的不确定性；二是鲁棒模型中的名义应急需求为所有情景的平均数据，与随机模型中应急需求实际情景变化差距较大；三是随机模型为两阶段的"等待"决策，而鲁棒策略则为单阶段的"即时"决策。这些原因是相辅相成的。本章提出了两阶段随机规划模型和鲁棒优化模型，设计了有效算法，基于实际数据进行了分析，进一步丰富了应急医疗服务设施选址相关文献。此外，这些模型具有普遍性，适合其他的设施选址问题，如消防车、警车巡逻等。

本章所提出的三个模型均为单阶段静态模型，但应急医疗服务过程具有较强的动态性。通过实际的数据分析发现，除了不确定性，应急需求还具有高度的时间相关性，它在一个月、一周、一天，甚至在一天的不同时间段波动较大。因此，考虑动态性，建立动态选址模型，是接下来一个重要的方向。比较随机规划模型和鲁棒模型发现：随机规划模型依赖不确定参数的概率分布信息，且需要设计有效的求解算法；而鲁棒模型，虽然不依赖概率分布信息，但其解过于保守，产生昂贵的总成本。分布式鲁棒模型在一定程度上汲取随机规划和鲁棒优化的优点，基于不确定参数的部分信息，如支撑、均值和方差等，构建分布式不确定集合。所以，建立分布式鲁棒应急医疗服务设施选址也是未来的工作方向之一。

第 4 章 救护车动态选址

4.1 研究背景

近年来，应急医疗服务网络设计相关的选址问题一直被高度重视，因为这在很大程度上决定了应急医疗服务的质量和效率。合理的应急医疗服务网络，能够有效地为顾客提供服务，尤其在当今高度不确定性的环境下。救护车作为应急医疗服务过程中的重要的资源之一，已经成为热门的研究主题，尤其在应急医疗服务相关的设施选址方面。在前面的章节中提到的应急医疗服务网络设计的随机规划和鲁棒优化模型，均为静态单阶段的选址模型，强调战略性应急医疗服务设施的选址决策。这意味着一旦确定最优设施选址布局，则在较长的一段时间内不会改变。由于应急医疗服务过程错综复杂，在时间和空间维度上存在不确定性。人们很难预知应急需求什么时间发生，在哪发生，发生多少，急救车辆什么时间到达，急救车辆是否空闲，交通路况如何等。正是这些复杂的不确定性，增加了建模决策的困难。

尽管目前关于应急医疗服务设施（尤其救护车选址）的文献较多，但大多为确定的覆盖模型或概率覆盖模型。对于确定覆盖模型，由于实际过程中存在诸多的不确定性，又可能使其产生的最优解不可行或者付出较高的代价。而概率覆盖模型，往往仅仅考虑救护车的可利用程度的不确定性（假设急救车辆忙率的概率），而忽略了其他的不确定因素，且局限于过多的假设条件。本章将继续关注应急需求的不确定性，同时，注意到应急需求具有高度的时间相关性，即在一年的每月、每周、每天，甚至每天的不同时间段，应急需求波动明显，有明显的高峰和低谷。传统的应急医疗服务设施选址模型大多关注静态的选址决策，忽略了动态性。

基于此，在前面章节基础上，本章提出了一个多时期动态的救护车选址模型，考虑时间依赖/相关的参数（如成本、应急需求、容量）和决策（如选址、急救车辆的规模、分配和重新选址）。由于救护车的可利用程度与应急需求的数量直接关联，所以在这里采用一种更直接的方式，通过考虑应急需求的不确定性，强调救护车的可利用性，这两者在本质上是一致的。

首先，基于确定模型，提出了两阶段机会约束随机规划模型，其中机会约束为满足整个 EMS 系统既定的覆盖水平提供了概率保证，同时这也是对前面章节和文献［60，61］中选址模型的进一步扩展。在此基础上，采用离散的随机情景刻画不确定的应急需求，将两阶段机会约束随机规划模型转化为两阶段混合线性整数规划问题，并提出了 B&BC 算法求解。本章进一步引入了广义机会约束，即 PEC，它强调所有的机会约束违反的概率 $\eta \in [0,1]$ 下覆盖水平包络函数 $\beta(\eta)$，建立了两阶段概率包络约束随机模型，同样得出了两阶段混合线性整数规划问题。但是与机会约束模型相比，PEC 模型的求解更具挑战性。因此，B&BC 算法在求解上存在一定的不足。为解决这个问题，本章提出了一个 PEC 的保守的近似估计。算例表明，PEC 近似估计具有较好的效果。最后基于实际的数据，验证所提出的模型。与 Xu 等 (2012)[167] 采用基于分布式鲁棒优化近似估计 PEC 不同，本书从随机规划的视角，基于离散的随机情景，离散化约束违反的概率 η，等价转化为一个大规模的混合线性整数规划问题。此外，与 Xu 等 (2012)[167] 的绝对包络函数不同，本章选取一个相对的覆盖包络函数 $\beta(\eta)$，具有更广泛的应用领域。就目前文献来看，本章首次从两阶段随机规划的视角研究两阶段机会包络约束随机规划问题，且提出了求解算法，这在一定程度上丰富了随机规划理论体系，同时成功运用到应急医疗服务设施选址问题。

4.2　问题描述

在一个网络中，存在一些离散的应急需求发生的区域和救护车临时站点的潜在选址点。假设一个给定的计划时期，并将其划分为多个时间段，救护车可以在相邻的两个时间段之间重新选址。在应急医疗服务资源有限的环境下，动态优化决策有助于提高资源（如救护车）的利用率。基于随机发生的不确定应急需求，同时融入时间相关的参数和决策，研究一个多时期动态的救护车选址—分配—重新选址问题，确定最优的选址点、救护车规模、分配和重新选址方案。

4.2.1　符号说明

首先介绍本章所涉及的符号和参数。

I　需求点或需求区域（如邮编）的集合，用 i 表示，其中 $i \in I$；

J_i^t　在时间段 t，在响应范围内能够覆盖到需求区域 i 的救护车临时站点的集合，即 $J_i^t = \{ j \in J : l_{ij} \leqslant R \}$，$R$ 表示应急车辆在时间段 t 时的响应半径；

J　救护车临时站点的候选集合，用 j 表示，其中 $j \in J$；

T　一个计划时期内的时间段的集合，用 t 表示，其中 $t \in T$；

f_j^t　在时间段 t 时，开设救护车临时站点 $j(j \in J)$ 的固定成本；

g_j　在时间段 t 时，救护车临时站点 $j(j \in J)$ 中运营维护每一辆救护车的成本；

l_{ij}　需求点 i 到救护车临时站点 j 的距离；

d_i^t　在时间段 t 时，需求点或需求区域 $i(i \in I)$ 发生的应急医疗服务的请求的数量，d_i^t 是一个随机变量；

$\bar{d}_i^t$　在时间段 t 时，需求点或需求区域 $i(i \in I)$ 的名义需求量，$\bar{d}_i^t$ 是确定的；

c^t　在时间段 t 时的单位运输成本；

β_t　在时间段 t 时，在时间段 t 中整个 EMS 系统的服务水平，它可以用被服务的应急请求占总需求的比例表示，在这里不再强调时间段的差异，即 $\beta_t = \beta$，其中 $0 \leqslant \beta \leqslant 1$；

α^t　在时间段 t 时救护车重新选址的单位成本；

P^t　在时间段 t 时，对于每一个潜在的选址点中可利用的救护车辆的总数目；

M　一个充分大的正数；

η_t　在时间段 t 时 EMS 系统的服务水平能够满足的概率，同样在这里不再强调时间段的差异，即 $\eta_t = \eta$，其中 $0 \leqslant \eta_t \leqslant 1$；

λ　在某一时间段 t 内，平均每辆救护车能够服务的应急需求的数量。

其次介绍决策变量。

x_j^t　0—1 变量，如果在时间段 t，潜在的救护车临时站点 j 开放，则 $x_j^t = 1$，否则 $x_j^t = 0$；

y_j^t　整数变量，表示在时间段 t，救护车临时站点 j 所拥有的救护车的数量；

z_{ij}^t　整数变量，表示在时间段 t，救护车临时站点 j 服务的需求区域 i 的应急请求的数量；

r_{mj}^t　整数变量，表示在连续的时间段 t 和 $t+1$ 间，从救护车临时站点 j 转移到救护车临时站点 m 的救护车的数量。

不可否认，实际的应急医疗服务过程中救护车的分配和调度非常复杂，需要考虑诸多的不确定因素。所以，在充分考虑建模的复杂性和真实性的基础上，为了方便优化建模，提出几个合理的假设。

• 尽管本章考虑时间相关的应急需求，如对于一个特定的时间段 t，在这里仍假设不同时间段的应急需求相互独立。

• 不同需求区域或者需求点的应急医疗服务请求发生相互独立，这在实际中也是成立的。

• 假设同一个救护车在时间段 t 内（如 4 小时）可以连续服务多个应急服务请求。

• 对于救护车的服务策略，假设服从就近原则，而且救护车的调度采取先进先出（First Come Fist Served，FCFS）的策略。

• 本章从战略和战术视角，考虑一个计划周期内的救护车临时站点的选址、救护车的分配和救护车的重新选址等决策，而对于救护车的路径优化、应急请求如何到达等问题，则超出本章所要讨论的范畴。

4.2.2　确定模型

假设应急医疗服务需求是确定的，且与时间相关，同时引入一些其他时间相关的参数和决策，如成本、可利用的救护车的数量等，建立多周期救护车动态选址模型。与现有文献 ［60，61，63－66，68］一样，该模型目标为最小化总成本，包括救护车临时站点开放的固定成本、救护车的维护运营成本、提供应急服务的运输成本和救护车重新选址的成本。基于前面的符号参数、变量和假设，多时期救护车选址—分配—重新选址确定模型，记为 DM，其具体形式如下。

$$(DM): \min_{x,y,z,r} \sum_{t \in T} \sum_{j \in J} f_j^t x_j^t + \sum_{j \in J} \sum_{t \in T} g_j y_j^t + \sum_{t \in T} \sum_{j \in J} \sum_{i \in I} c^t l_{ij} z_{ij}^t + \sum_{t \in T} \sum_{j \in J} \sum_{m \in J} \alpha^t r_{mj}^t$$

$$(4.1)$$

$$\text{s. t. } y_j^t \leq P^t \qquad\qquad \forall t \in T \qquad\qquad (4.2)$$

$$x_j^t \geq x_j^{t-1} \qquad\qquad \forall j \in J,\ t \in T \qquad (4.3)$$

$$y_j^t \leq M x_j^t \qquad\qquad \forall j \in J \qquad\qquad (4.4)$$

$$\sum_{i \in I} z_{ij}^t \leq \lambda y_j^t \qquad\qquad \forall j \in J,\ t \in T \qquad (4.5)$$

$$\sum_{j \in J_i^t} z_{ij}^t \leq d_i^t \qquad\qquad \forall i \in I,\ t \in T \qquad (4.6)$$

$$\sum_{i \in I} \sum_{j \in J_i^t} z_{ij}^t \geq \beta \sum_{i \in I} d_i^t \qquad \forall t \in T \qquad\qquad (4.7)$$

$$y_j^t + \sum_{m \in J} r_{mj}^t - \sum_{m \in J} r_{jm}^t = y_j^{t+1} \qquad \forall j \in J,\ t \in T/T^{\max} \qquad (4.8)$$

$$y_j^{T^{\max}} + \sum_{m \in J} r_{mj}^{T^{\max}} - \sum_{m \in J} r_{jm}^{T^{\max}} = y_j^1 \qquad \forall j \in J,\ t \in T^{\max} \qquad (4.9)$$

$$x_j^t \in \{0,1\},\ y_j^t, z_{ij}^t, r_{mj}^t \in \mathbb{N} \qquad \forall i \in I,\ j,\ m \in J,\ t \in T \qquad (4.10)$$

确定模型（DM）可以看作是一个多时期动态的含有容量限制的固定成本的选址问题。目标函数式（4.1）为最小化整个计划时期 T 内与救护车选址—分配—重新选址相关的总成本，具体包括救护车临时站点开放的固定成本、救护车的维护运营成本、提供应急服务的运输成本和救护车重新选址的成本。约束式（4.2）为救护车的容量约束，它限制了在时间段 t 中每一个潜在的救护车临时站点 $j \in J$ 的可利用（在职当班）的救护车的最大数量不超过 P^t。约束式（4.3）保证，如果救护车临时站点 j 开放在某一时段 t，那么它将在接下来的时段 $t+1, \cdots, T$ 同时也开放。由于本章考虑一个较短的计划时期（如一天）内的救护车的选址、分配和重新分配问题。如果频繁地开放和关闭救护车临时站点，在一定程度上会导致较高的额外成本，以及时间资源的浪费。因此，时间段 t 时开放的救护车临时站点的数量大于或等于之前任何一个时段内开放的救护车临时站点的数量。约束式（4.4）表明，救护车临时站点 $(j \in J)$ 能够拥有一定数量的救护车，当且仅当救护车临时站点 j 开放，即 $x_j^t = 1$。为了保证该约束的有效性，在约束的右端引入一个较大的数 M，它的值至少为约束式左端的取值。然而，M 的取值在一定程度上影响模型的求解时间。如果 M 过大，会导致一个较弱的线性松弛问题，增加算法求解的时间。由于 x_j^t 为 0—1 变量，在本章中令 M 等于 $\max_{j,t} y_j^t$。约束式（4.5）说明在时间段 t 内救护车临时站点 j（持有的救护车数量为 y_j^t）的服务容量。在这里假设时间段 t 内每辆救护车可以服务 λ 单位应急医疗服务请求。约束式（4.6）为针对单个需求点或区域 $(i, i \in I)$ 的局部约束，它要求在时间段 t 内所有救护车临时站点 $(j, j \in J)$ 服务的急救请求的数量不超过该时间段需求区域或需求点 i 的需求数量 d_i^t。这在很大程度上取决于有限的救护车等医疗服务资源，因为并非所有的应急请求都能够得到满足。与之对应的是约束式（4.7），针对整个 EMS 服务系统，在时间 t 内确保整个服务系统必须满足一定的服务水平 β，$\beta \in [0,1]$。换言之，在时间 t 内至少有 β 比例的应急医疗服务需求必须被服务。在有限的医疗资源和高度复杂不确定的环境下，这个约束是一个"硬约束"，所以在接下来的内容中，将引入机会约束或概率约束，松弛该约束。约束式（4.8）和（4.9）是一组动态的平衡约束。它们确保在整个计划时期 T 中救护车在不同的救护车临时站点之间的重新选址。在最后一个时间段 $T^{\max}$，假设救护车的分配与重新选址应该回到起始地状态（时间段 1），其中 $r_{mj}^{T^{\max}}$ 表示从时间段 $T^{\max}$ 到时间段 1 范围内在救护车临时站点 m 与 j 之间重新选址分配的救护车的数量。由于救护车的数量是与时间相关的，可以考虑加入一个虚拟的临时站点存放不在班或休整的救护车；最后一组约束式（4.10）分别限制了决策变量的范围——0—1 整数变量 x_j^t，整数变量 y_j^t、z_{ij}^t、r_{mj}^t。

在确定模型 DM 中，尽管应急医疗服务请求 d_i^t 为整数，但约束式（4.7）仍然不能保证模型的最优解中 z_{ij}^t 为整数，因为 EMS 系统的服务水平 β，且 $0 \leq \beta \leq 1$，为小数。然而，可以采取改进措施，在没有改变原来的最优解的前提下，松弛整数变量 z_{ij}^t。因此，在接下来的两阶段随机优化模型中，z_{ij}^t 作为第二阶段变量，如果是整数，则求解将非常棘手。因为第二阶段存在整数变量的两阶段随机模型，往往不易求解[140,162]。为了避免这个难题，这也需要采取一些技巧——松弛整数变量 z_{ij}^t，在不改变原始最优解的前提下，这对于后面的设计求解模型的算法尤为重要。

接下来，引入 ceiling 函数取近似 $\beta \sum\limits_{i \in I} d_i^t$，并用 $\left\lceil \beta \sum\limits_{i \in I} d_i^t \right\rceil$ 替代约束式 (4.7) 中右端对应的表达式。然后，将变量 z_{ij}^t 相关的约束分离出来，记原来的问题（没有利用 ceiling 函数近似）为 $R(z)$，近似松弛整数变量 z_{ij}^t 后问题为 $\bar{R}_r(z)$。由于除了变量 z_{ij}^t 外，其他的输入参数或者变量均为整数，因此，可以把 $\bar{R}_r(z)$ 看作一个最小费用流问题，严格的证明过程参考命题 4.1。

$$\bar{R}_r(z) = \min_z \sum_{t \in T} \sum_{j \in J} \sum_{i \in I} cl_{ij} z_{ij}^t \tag{4.11}$$

$$\text{s. t.} \quad \sum_{i \in I} z_{ij}^t \leqslant \lambda y_j^t \qquad \forall j \in J,\ t \in T \tag{4.12}$$

$$\sum_{j \in J_i^t} z_{ij}^t \leqslant d_i^t \qquad \forall i \in I,\ t \in T \tag{4.13}$$

$$\sum_{i \in I} \sum_{j \in J_i^t} z_{ij}^t \geqslant \left\lceil \beta \sum_{i \in I} d_i^t \right\rceil \qquad \forall t \in T \tag{4.14}$$

$$z_{ij}^t \geqslant 0 \qquad \forall i \in I,\ j \in J,\ t \in T \tag{4.15}$$

命题 4.1 对于给定的整数 x、y、r、d，问题 $\bar{R}_r(z)$ 所定义的分配问题具有整数最优解。

命题 4.1 为松弛整数变量 z_{ij}^t 提供了依据，其证明主要依据全幺模性，这里就不再给出具体的证明过程。

4.2.3　随机模型

对于前面的确定模型，所有输入的参数，如应急医疗服务的请求、成本等，都是确定的，并不受任何不确定因素的影响。然而，由于应急医疗服务过程错综复杂，应急需求不仅存在时间上的相关性，还具有空间数量上的不确定性。因此，即便采用先进的信息技术，人们依旧很难准确地预测应急需求发生的时间、地点和数量，也不可能提前得到完全充分的应急医疗服务需求的相关信息。鉴于此，一些学者考虑应急服务中应急需求的不确定性，借助随机规划方法建立数学模型，研究应急医疗服务系统中的选址问题，如救护车的选址分配。随机优化方法在刻画不确定性上具有一定的优势，可以借助不确定参数的概率分布或者离散的概率情景。本章在某一时间段 t 内，考虑需求区域或需求点 $i \in I$ 的应急医疗服务请求（以下简称应急需求）的不确定性，并且应急需求是与时间相关的。假设应急需求 d 的真实的概率分布为 $\mathbb{Q}$，虽然实际中不可能获得真实概率分布 $\mathbb{Q}$，然而，可以通过大量应急需求的历史数据估计得到（例如 KDE）。

在这里，假设救护车与应急需求之间的分配 z_{ij}^t 在观察到应急需求后进行决策，这也是随机优化中的"等待"决策，而与之相对的是在需求实现之前进行救护车的分配，它对应的是单阶段决策。在实际过程中，这样考虑更符合逻辑，因为如果在应急需求实现之前进行决策，可能会导致较大的误差，毕竟应急需求具有高度不确定性。由于将救护车的分配 z_{ij}^t 作为第二阶段的决策变量，在应急需求 d_i^t 实现后进行决策。因此，可表述为 $z_{ij}^t = z(d^t)$，其中 $z_{ij}^t: \mathbb{R} \to \mathbb{R}$，第一阶段的决策变量为 x_j^t、y_j^t、r_{mj}^t，两阶段随机模型 SM 如下所示。

（SM）：

$$\min_{x,y,z(\cdot),r} E_Q \left\{ \sum_{t \in T} \sum_{j \in J} f_j^t x_j^t + \sum_{j \in J} \sum_{t \in T} g_j y_j^t + \sum_{t \in T} \sum_{j \in J} \sum_{i \in I} c^t l_{ij} z_{ij}^t(d^t) + \sum_{t \in T} \sum_{j \in J} \sum_{m \in J} \alpha^t r_{mj}^t \right\} \tag{4.16}$$

s. t $(4.2) \sim (4.4)$，(4.8)，(4.9)

$$\sum_{i \in I} z_{ij}^t(d^t) \leqslant \lambda y_j^t \qquad\qquad \forall j \in J, \ t \in T \tag{4.17}$$

$$\sum_{j \in J_i^t} z_{ij}^t(d^t) \leqslant d_i^t \qquad\qquad \forall i \in I, \ t \in T \tag{4.18}$$

$$\sum_{i \in I} \sum_{j \in J_i^t} z_{ij}^t(d^t) \geqslant \beta \sum_{i \in I} d_i^t \qquad\qquad \forall t \in T \tag{4.19}$$

$$x_j^t \in \{0,1\}, \ y_j^t, r_{mj}^t \in \mathbb{N} \qquad\qquad \forall i \in I, j, m \in J, \ t \in T \tag{4.20}$$

$$z_{ij}^t \geqslant 0 \qquad\qquad \forall i \in I, j \in J, \ t \in T \tag{4.21}$$

在随机模型 SM 中，约束式（4.17）~（4.19）为随机模型的第二阶段，其目标为最小化总的期望运输成本，其中不确定的参数或变量为 d_i^t 和 z_{ij}^t。与前面章节类似，本章通过引入机会约束，将硬约束（4.7）松弛，提出了一个含有机会约束的两阶段随机模型，保证至少以 $1-\eta$ 的概率满足 β 覆盖水平的应急需求，其中 β 为预先设定的应急医疗服务的服务水平（覆盖水平），η 为确定约束（·）违反的概率，$\eta,\beta \in [0,1]$。在概率保证预先设定的服务水平的同时，基于不确定的应急需求，最小化整个应急医疗服务过程中的期望成本。根据模型 SM，提出了两阶段机会约束随机规划模型（CCSM）为

（CCSM）：

$$\min_{x,y,z(\cdot),r} E_Q \left\{ \sum_{t\in T} \sum_{j\in J} f_j^t x_j^t + \sum_{j\in J} \sum_{t\in T} g_j^t y_j^t + \sum_{t\in T} \sum_{j\in J} \sum_{i\in I} c^t l_{ij}^t z_{ij}^t(d^t) + \sum_{t\in T} \sum_{j\in J} \sum_{m\in J} \alpha^t r_{mj}^t \right\} \tag{4.22}$$

s. t (4.2) ～ (4.4)，(4.8)，(4.9)，(4.17)，(4.18)

$$Q \left\{ \sum_{i\in I} \sum_{j\in J_i^t} z_{ij}^t(d^t) \geqslant \beta \sum_{i\in I} d_i^t \right\} \geqslant 1-\eta \qquad \forall t\in T \tag{4.23}$$

$$x_j^t \in \{0,1\}, y_j^t, r_{mj}^t \in \mathbb{N} \qquad \forall i\in I,\ j,\ m\in J,\ t\in T \tag{4.24}$$

$$z_{ij}^t \geqslant 0 \qquad \forall i\in I,\ j\in J,\ t\in T \tag{4.25}$$

对于机会约束随机模型 CCSM，目标函数与随机模型 SM 一样，均为最小化第一阶段和第二阶段的期望总成本，包括四个部分：固定的建设成本、救护车的运营维护成本、总的运输成本和救护车站点重新选址的成本。约束式（4.23）为机会约束，保证至少有 β 水平的应急需求以 $1-\eta$ 的概率被服务，其他的约束与随机模型 SM 类似。由于机会约束包含在补偿决策中，这给求解增加了一定的难度。

4.3 两阶段机会约束随机规划模型

本章首先提出了基于离散情景的两阶段机会约束随机规划模型，然后将机会约束（4.19）转化为易求解的形式，进而得出两阶段混合线性整数规划等价模型；接着根据混合线性整数规划模型的特殊结构，将分支切割算法与传统的 Benders 分解相结合，设计有效的 B&BC 分解算法，并提出了几个改进算法的措施；最后，讨论了模型进一步延伸的方向。

4.3.1　数学模型

在基于情景的两阶段随机规划模型中，设时间段 t 随机应急需求 d_i^t，其真实的概率分布为 Q。在实际中，人们很难得出这个概率分布的准确表达形式，因为这是一个高维的概率分布。因此，本章采用离散的情景 ω，$\omega \in \Omega$ 刻画随机的应急需求 d_i^t，其中 N 为随机情景的数量，Ω 为情景的集合，即 $\omega = 1, 2, \cdots, N$。在情景 ω 下，不确定参数和补偿决策变量分别为 $d_{i\omega}^t$、$z_{ij\omega}^t$，其概率为 p_ω，且满足 $\sum_{\omega \in \Omega} p_\omega = 1$。

与之前的机会约束随机规划模型（CCSM）类似，基于离散情景的两阶段机会约束随机规划模型（SCCSM）为

（SCCSM）：

$$\min_{x,y,z,r} E_\Omega \left\{ \sum_{t \in T} \sum_{j \in J} f_j^t x_j^t + \sum_{j \in J} \sum_{t \in T} g_j y_j^t + \sum_{t \in T} \sum_{j \in J} \sum_{i \in I} c^t l_{ij} z_{ij\omega}^t + \sum_{t \in T} \sum_{j \in J} \sum_{m \in M} \alpha^t r_{mj}^t \right\}$$

（4.26）

s. t　(4.2) ~ (4.4)，(4.8)，(4.9)，(4.20)，(4.21)

$$\sum_{i \in I} z_{ij\omega}^t \leqslant \lambda y_j^t \qquad \forall j \in J, \ t \in T, \ \omega \in \Omega \quad (4.27)$$

$$\sum_{j \in J_i^t} z_{ij}^t \leqslant d_{i\omega}^t \qquad \forall i \in I, \ t \in T, \ \omega \in \Omega \quad (4.28)$$

$$Q_\Omega \left\{ \sum_{i \in I} \sum_{j \in J_i^t} z_{ij\omega}^t \geqslant \beta \sum_{i \in I} d_{i\omega}^t \right\} \geqslant 1 - \eta \qquad \forall t \in T, \ \omega \in \Omega \quad (4.29)$$

在模型 SCCSM 中，对于所有的情景 $\omega \in \Omega$，（4.26）同样最小化应急医疗服务过程中的期望总成本；除了与情景相关的参数 $d_{i\omega}^t$、$z_{ij\omega}^t$，其他的约束和参数与第 3 章类似。基于离散的应急需求情景，将机会约束式（4.29）转化为其等价形式。在这里，由于将一天（24 小时）划分为 T 个时期，因此，考虑一天的应急需求样本为一个情景。

为了保证松弛整数变量 $z_{ij\omega}^t$，并没有改变原问题最优解的前提下。结合命题 4.1，命题 4.2 给出了合理的解释。

命题 4.2　机会约束（4.29）与（4.30）等价。

$$Q_\Omega \left\{ \sum_{i \in I} \sum_{j \in J_i^t} z_{ij\omega}^t \geqslant \left[\beta \sum_{i \in I} d_i^{\omega t} \right] \right\} \geqslant 1 - \eta \qquad \forall t \in T, \ \omega \in \Omega \quad (4.30)$$

证明： 如果约束式（4.30）成立，则很容易得出约束式（4.29）也成立。根据屋顶函数的定义，反过来，对于任意满足约束式（4.29）的变量 z_{ij}^t，对于每一个情景 $\omega \in \Omega$，$\sum\limits_{i \in I} \sum\limits_{j \in J_i^t} z_{ij\omega}^t \geq \beta \sum\limits_{i \in I} d_i^{\omega t}$ 成立，这说明 $\sum\limits_{i \in I} \sum\limits_{j \in J_i^t} z_{ij\omega}^t \geq \left[\beta \sum\limits_{i \in I} d_i^{\omega t} \right]$ 也成立。因此，对任意的 $t \in T$，$\omega \in \Omega$，

$$\mathbb{Q}_\Omega \left\{ \sum_{i \in I} \sum_{j \in J_i^t} z_{ij\omega}^t \geq \left[\beta \sum_{i \in I} d_i^{\omega t} \right] \right\} \geq \mathbb{Q}_\Omega \left\{ \sum_{i \in I} \sum_{j \in J_i^t} z_{ij\omega}^t \geq \beta \sum_{i \in I} d_i^{\omega t} \right\} \geq 1 - \eta$$

(4.31)

由命题 4.2 知，用约束式（4.30）去代替约束式（4.29），将整数变量 z_{ij}^t 松弛为连续变量，并没有改变原来的最优整数解，这同样适用于机会包络约束随机规划模型。

对于时间段 t，存在 N 个独立的随机应急需求的实现值（样本、情景或数据），即 $d_{i\omega}^t$，$\omega \in \Omega$，且各个情景之间相互独立。因此，机会约束（4.29）可以被表述为

$$\sum_{\omega \in \Omega} p_\omega \mathbb{I}_{(0,\infty)} \left(\sum_{i \in I} \sum_{j \in J_i^t} z_{ij}^t - \beta \sum_{i \in I} d_{i\omega}^t \right) \geq 1 - \eta \qquad \forall t \in T \quad (4.32)$$

其中 $\mathbb{I}_{(0,\infty)}$ 为示性函数，如果内层表达式 $\sum\limits_{i \in I} \sum\limits_{j \in J_i^t} z_{ij}^t - \beta \sum\limits_{i \in I} d_{i\omega}^t \geq 0$，则为 1；如果内层表达式 $\sum\limits_{i \in I} \sum\limits_{j \in J_i^t} z_{ij}^t - \beta \sum\limits_{i \in I} d_{i\omega}^t \leq 0$，则为 0。

对于任一个时间段 t，$t \in T$，$\omega \in \Omega$，引入一个辅助的 0—1 变量 $\rho_\omega^t \in \{0,1\}$。如果 $\sum\limits_{i \in I} \sum\limits_{j \in J_i^t} z_{ij}^t \leq \beta \sum\limits_{i \in I} d_{i\omega}^t$ 成立，则 ρ_ω^t 等于 1，否则 $\rho_\omega^t = 0$。这里 ρ_ω^t 也被称为 big - M 参数，当 $\rho_\omega^t = 1$ 时，内层不等式冗余。通过引入 big - M 参数，将约束式（4.32）等价转化为

$$\sum_{i \in I} \sum_{j \in J_i^t} z_{ij\omega}^t \geq \beta \sum_{i \in I} d_{i\omega}^t - M\rho_\omega^t \qquad \forall t \in T, \ \omega \in \Omega \qquad (4.33)$$

$$\sum_{\omega \in \Omega} p_\omega \rho_\omega^t \leq \eta \qquad \forall t \in T \qquad (4.34)$$

其中，M 是一个非常大的数。基数约束式（4.34）表明，在 N 个情景中，至少有 $N\eta$ 个情景未满足既定的 β 服务水平，这也正是机会约束式（4.29）所表达的。众所周知，big - M 约束和背包约束，对于中等规模的问题，现

有的数学求解器（如 CPLEX）较难求解，即便是线性规划背景下。

为了降低引入的辅助参数的个数，以及降低计算的复杂性，结合具体的实际问题，令 M 为 $\beta \sum_{i \in I} d_{i\omega}^t$，所以约束式（4.33）重新表述为

$$\sum_{i \in I} \sum_{j \in J_i^t} z_{ij\omega}^t \geq \beta \sum_{i \in I} d_{i\omega}^t (1 - \rho_\omega^t) \qquad \forall t \in T, \ \omega \in \Omega \qquad (4.35)$$

综上，基于离散的应急需求情景 $\omega \in \Omega$，将机会约束式（4.29）等价转化为易求解处理的显性表达形式（4.34）和（4.35）。尽管如此，即便通过弱松弛性，对 0—1 整数变量 ρ 解除整数性限制，尤其对于目前的 MILP 求解器（如 CPLEX）中的分支定界算法，仍然较难求解。但是，对于两阶段混合线性整数规划问题，特别是对于含有大规模情景和节点的问题，可以通过设计有效的分解算法（如 L-Shaped、BD、SAA）等求解，也可以通过添加有效不等式、加强版的 big-M 约束和帕累托最优割平面等进一步加快算法的收敛性，这在一定程度上提供了一个更紧的松弛的差距，有效降低了计算的复杂性。

类似地，SCCSM 同样可以被表述为两阶段的随机模型，其 recourse 变量为 $z_{ij\omega}^t$。尽管将机会约束转化为其等价形式，得到一个两阶段混合线性整数规划模型，但是随着情景数目 N 的增加，仍较难求解，这是由于增加了大量的 0—1 变量（ρ_ω^t）和约束。因此，设计有效的算法求解中等规模的问题（$|I| \times |J| \times |T| \times N$）是十分必要的。

4.3.2　求解算法

为了更有效地求解随机模型，本章提出了一个改进的 Benders 分解（BD）求解算法。BD 最早由 Benders 在 1962 年提出[168]，旨在处理含有复杂变量的混合线性整数规划问题。如果固定一些变量的值，使得剩下的问题比原来的问题容易求解，这类变量称为复杂变量。例如，在本章的两阶段随机模型中，整数变量 x，y，r 和 ρ 被称为复杂变量，因为一旦已知它们的数值，剩下的问题可以分解为 N 个关于连续变量 z 的独立的线性规划问题，易采用现有的数学求解器求解。

BD 方法由 Benders（1962）[168]提出，近年来被成功地运用到设施选址和网络设计研究中。Sung 和 Lee（2017）提出了一个基于逻辑 Benders 分

解算法，求解两阶段随机线性规划模型，但是该算法具有一定的局限性，对于较大规模的问题，计算仍比较困难[166]。更多关于 BD 方法的理论与应用，请参考 Rahmaniani 等（2017）的综述，它全面梳理了 BD 在 OR & MS 领域的应用，及其一些加快算法绩效的策略[169]。

BD 的主要思想是，将原问题的变量划分为复杂变量和非复杂变量，非复杂变量的数目远远多于复杂变量，将这些非复杂变量组成一个或者多个子问题，而每一个子问题往往含有较少的变量、较多的约束条件。BD 将原来的混合线性整数规划问题分解为一个纯整数规划问题（又称作主问题，Master Problem，MP）和一个或者多个线性规划问题（又称作子问题，Sub-Problem，SP）。在该整数规划问题中，所有的决策变量均为整数，它是两阶段随机规划的第一阶段问题；线性规划问题涉及连续变量，在两阶段随机规划模型中对应的是第二阶段决策（连续的第二阶段问题）。这两类问题被反复地求解，且相互利用对方的最优解，直到整个问题达到最优。在这个反复迭代的过程中，一组约束被称为 Benders 割平面，它们在子问题每一次的求解过程中生成，然后被添加到主问题中。

由于主问题被松弛（每一次迭代都要增加 Benders 割平面），所以主问题为原问题提供了一个下界，而原问题的上界由子问题提供，因为在每一次迭代过程中，子问题借助主问题的最优解，为主问题生成 Benders 割平面。随着在每一次迭代过程中，添加 Benders 割平面，主问题会得出新的最优解，然后传递给子问题，又产生新的 Benders 割平面，直到达到整个算法的收敛条件，如最优 gap 小于 0.1%，其中最优 gap 为 $\frac{\mathrm{UB}-\mathrm{LB}}{\mathrm{UB}} \times 100\%$。

然而，对于大规模的混合线性整数规划问题，传统的 BD 方法收敛速度较慢，尤其对于主问题含有大量的整数变量的情况，或者在算法迭代的最后时刻。在本章的两阶段随机规划模型中，由于机会约束（4.29）的存在，得到的混合线性整数规划模型含有大量的 0—1 整数变量，传统的 BD 方法同样较难处理。因此，为了改善 BD 算法的收敛性，结合本章具体的问题，在传统的 BD 算法的基础上，提出了一些加快 BD 算法的策略，如分解、多 Benders 割平面、分支切割、替代约束、有效不等式、帕累托割面、加强的最优割面等，而且取得了较好的效果，具体见算例分析。

4.3.2.1 分解和多 Benders 割平面

本章的模型，用传统的 BD 方法将整数变量 x，y，r 和 ρ 放到主问题中，将非复杂变量 $z_{ij\omega}^t$ 分离到子问题中（第二阶段）。在这里，机会约束 (4.29) 由显式约束 (4.34) 和 (4.35) 代替，并且被分别放到主问题和子问题中。Benders 割平面分为两类：一类是 Benders 最优割平面，另一类是 Benders 可行割平面。Benders 最优割平面基于子问题和子问题的对偶问题的极点，刻画子问题的最优性，一般定义一个辅助变量表示；为了确保主问题的最优解，使得子问题可行或者有界，与之前基于子问题极点的 Benders 最优割平面不同，基于子问题和子问题对偶问题的极射线的 Benders 可行割平面被生成，且添加到主问题中。如果子问题对于主问题产生的最优解总是可行，此时称该随机规划问题相对完全补偿，这也就意味着在每次的迭代过程中，只有 Benders 最优割平面生成，且添加到 MP 中。通常，可以通过在主问题中添加一些替代约束条件保证子问题的相对完全补偿。

本章将 0—1 变量 ρ 放到主问题中。对于传统的 BD 方法来说，随着情景数量 N 的增加，主问题求解的负担也大大增加，这将导致更长的计算时间和更慢的收敛速度。因此，在这里将重新选址的救护车的数量 r_{mj}^t 松弛，并将其单独分离为一个子问题，那么约束 (4.8) 和 (4.9) 组成了另外一个子问题。考虑到第二阶段问题的特殊结构，N 个情景相互独立，且 T 个时间段同样相互独立，将原来的子问题分解为 $N \times T$ 个独立的子问题，每一个情景 ω 与时间段 t 的组合 (ω, t) 对应一个子问题。

另外，对于传统的 BD 算法来说，在每一次的迭代过程中，只有一个 Benders 最优割平面和 Benders 可行割平面被添加到主问题中，且这两类 Benders 割平面含有非常多的子问题的对偶变量。主问题中含有较少的与之相关的约束条件，这导致主问题产生较差质量的解，传递到子问题，同时这也是收敛速度慢的一个主要原因。基于此，在这里考虑分解原来的单个割平面，产生多个 Benders 割平面。具体说，对于每一个 (ω, t) 组合，将子问题分解，并且在每一次迭代过程中添加 $N \times T$ 个 Benders 割平面。由于情景之间相互独立且来自相同的分布，在每次迭代的过程中添加大量的 Benders 割平面到主问题中，其定界的效果至少等价于传统 BD 算法的单个

Benders 割平面。

为了减轻 Benders 主问题的计算负担，松弛整数变量 r_{mj}^t，将救护车重新选址布局的决策分离为一个单独子问题（SP1），记为 $h_2(y)$，可表述为

$$(\text{SP1}): h_2(y) = \min_r \sum_{t \in T} \sum_{m \in J} \sum_{j \in J} \alpha^t r_{mj}^t \tag{4.36}$$

$$\text{s. t. } y_j^t + \sum_{m \in J} r_{mj}^t - \sum_{m \in J} r_{jm}^t = y_j^{t+1} \qquad \forall j \in J,\ t \in T/T^{\max} \quad (\lambda_{jt}^1) \tag{4.37}$$

$$y_j^{T^{\max}} + \sum_{m \in J} r_{mj}^{T^{\max}} - \sum_{m \in J} r_{jm}^{T^{\max}} = y_j^1 \qquad \forall j \in J,\ t \in T^{\max} \quad (\lambda_{jT^{\max}}^2) \tag{4.38}$$

$$r_{mj}^t \in \mathbb{N} \qquad \forall i \in I,\ m \in J,\ t \in T \tag{4.39}$$

由于将整数变量 r_{mj}^t 松弛，因此，在这里可直接运用强对偶理论，令 λ_{jt}^1、$\lambda_{jT^{\max}}^2$ 为子问题 SP1 的对偶变量，则对偶子问题（DSP1）可表述为

$$(\text{DSP1}): \max_{\lambda^1, \lambda^2} \sum_{j \in J} \sum_{t \in T/T^{\max}} \lambda_{jt}^1 (y_j^t - y_j^{t+1}) + \sum_{j \in J} \lambda_{jT^{\max}}^2 (y_j^{T^{\max}} - y_j^1)$$

$$\tag{4.40}$$

$$\text{s. t. } \alpha^t + \lambda_{jt}^1 - \lambda_{mt}^1 \geq 0 \qquad \forall m,\ j \in J,\ t \in T/T^{\max} \tag{4.41}$$

$$\alpha^{T^{\max}} + \lambda_{jT^{\max}}^2 - \lambda_{mT^{\max}}^2 \geq 0 \qquad \forall m,\ j \in J \tag{4.42}$$

$$\lambda_{jt}^1, \lambda_{jT^{\max}}^2 \in \mathbb{R} \tag{4.43}$$

注意到，原来的第二阶段问题中所有的情景和时间段之间都是相互独立的，因此，$N \times T$ 个子问题（SP2）也是相互独立的，且全部为线性规划问题，记为 $h_\omega^t(y, \rho)$。子问题 SP2 表述为：

$$(\text{SP2}): h_\omega^t(y, \rho) = \min_z \sum_{j \in J} \sum_{i \in I} c^t l_{ij} z_{ij\omega}^t \tag{4.44}$$

$$\text{s. t. } \sum_{i \in I} z_{ij\omega}^t \leq \lambda y_j^t \qquad \forall j \in J,\ t \in T,\ \omega \in \Omega \quad (\mu_{jt\omega}^1) \tag{4.45}$$

$$\sum_{j \in J_i^t} z_{ij\omega}^t \leq d_{i\omega}^t \qquad \forall i \in I,\ t \in T,\ \omega \in \Omega \quad (\mu_{it\omega}^2) \tag{4.46}$$

$$\sum_{i \in I} \sum_{j \in J_i^t} z_{ij\omega}^t \geq \beta \sum_{i \in I} d_{i\omega}^t (1 - \rho_\omega^t) \qquad \forall t \in T,\ \omega \in \Omega \quad (\mu_{t\omega}^3) \tag{4.47}$$

$$z_{ij\omega}^t \geq 0 \qquad \forall i \in I,\ j \in J,\ t \in T,\ \omega \in \Omega \tag{4.48}$$

对于子问题 SP2，引入对偶变量 μ^1、μ^2、μ^3，则其对偶子问题（DSP2）可表述为

（DSP2）：$\max\limits_{\mu^1,\mu^2,\mu^3} - \sum\limits_{j\in J}\lambda y_j^t\mu_{jt\omega}^1 - \sum\limits_{i\in I}d_{i\omega}^t\mu_{it\omega}^2 + \mu_{t\omega}^3\beta\sum\limits_{i\in I}d_{i\omega}^t(1-\rho_\omega^t)$

$$(4.49)$$

s. t. $-\mu_{jt\omega}^1 - \mu_{it\omega}^2 + \mu_{t\omega}^3 \leqslant p_\omega c^t l_{ij}$　　　　$\forall i\in I,\ j\in J,\ t\in T,\ \omega\in\Omega$　（4.50）

$\mu_{jt\omega}^1,\mu_{it\omega}^2,\mu_{t\omega}^3 \geqslant 0$　　　　　　　　$\forall i\in I,\ j\in J,\ t\in T,\ \omega\in\Omega$　（4.51）

　　由于对原来的子问题进行分解，产生了大量新的子问题，同样在每一次迭代过程中，大量的 Benders 最优割平面和 Benders 可行割平面被添加到主问题中。添加多个 Benders 割平面有助于改善算法的下界，进而降低总的迭代次数和计算时间，但这也等价于在主问题中同时增加 $2\times T\times N$ 个 Benders 割平面（约束条件），在每一次的迭代过程中，这在一定程度上阻碍了有效地求解主问题，增加了求解时间。因此，这需要在分解与多割平面之间找到一个折中的方案。对于本章节中的问题，分解与多割平面能够有效加速收敛，降低求解的时间。

　　在主问题中，针对每一个时间段 t，$t\in T$，考虑救护车站点的选址（i. e. x_j^t）、救护车辆在各个站点之间的分配（i. e. y_j^t）和刻画机会约束（4.29）违背的 0 – 1 变量 ρ_ω^t。因此，主问题可表述为

（MP）：$\min\limits_{x,y,r,\rho}\sum\limits_{t\in T}\sum\limits_{j\in J}f_j^t x_j^t + \sum\limits_{j\in J}\sum\limits_{t\in T}g_j y_j^t + \sum\limits_{t\in T}\sum\limits_{m\in J}\sum\limits_{j\in J}\alpha^t r_{mj}^t + \theta^1 + \sum\limits_{t\in T}\sum\limits_{\omega\in\Omega}p_\omega\theta_\omega^t$

$$(4.52)$$

s. t.　(4.2) ~ (4.4)，(4.8) ~ (4.9)，(4.34)

$0 \geqslant \sum\limits_{j\in J}\sum\limits_{t\in T/T^{\max}}\bar\psi_{jt}^{1h'}(y_j^t - y_j^{t+1}) + \sum\limits_{j\in J}\bar\psi_{jT^{\max}}^{2h'}(y_j^{T^{\max}} - y_j^1),\ \forall h'\in H'$

$$(4.53)$$

$\theta^1 \geqslant \sum\limits_{j\in J}\sum\limits_{t\in T/T^{\max}}\bar\lambda_{jt}^{1\tau'}(y_j^t - y_j^{t+1}) + \sum\limits_{j\in J}\bar\lambda_{jT^{\max}}^{2\tau'}(y_j^{T^{\max}} - y_j^1),\ \forall \tau'\in G'$

$$(4.54)$$

$0 \geqslant -\sum\limits_{j\in J}\lambda y_j^t\bar\phi_{jt\omega}^{1h''} - \sum\limits_{i\in I}d_{i\omega}^t\bar\phi_{it\omega}^{2h''} + \bar\phi_{t\omega}^{3h''}\beta\sum\limits_{i\in I}d_{i\omega}^t(1-\rho_\omega^t),\ \forall t\in T,\ \omega\in\Omega,$
$h''\in H''$

$$(4.55)$$

$\theta_\omega^t \geqslant -\sum\limits_{j\in J}\lambda y_j^t\bar\mu_{jt\omega}^{1\tau''} - \sum\limits_{i\in I}d_{i\omega}^t\bar\mu_{it\omega}^{2\tau''} + \bar\mu_{t\omega}^{3\tau''}\beta\sum\limits_{i\in I}d_{i\omega}^t(1-\rho_\omega^t),\ \forall t\in T,\ \omega\in\Omega,$
$\tau''\in G''$

$$(4.56)$$

$$x_j^t, \rho_\omega^t \in \{0,1\}, r, y_j^t \in N, \quad \forall j \in J, \ t \in T, \ \omega \in \Omega \tag{4.57}$$

约束集合（4.53）和（4.54）分别是 DSP1 的 Benders 可行割平面和 Benders 最优割平面。同样地，约束集合（4.55）和（4.56）分别是 DSP2 的 Benders 可行割平面和 Benders 最优割平面。$(\bar{\psi}^{1h'}, \bar{\psi}^{2h'})$，$\forall h' \in H'$ 是由约束（4.42）~（4.43）组成的多面体的极射线，$(\bar{\lambda}^{1\tau'}, \bar{\lambda}^{2\tau'})$，$\forall \tau' \in G'$ 是由约束（4.41）~（4.43）组成的多面体的极点，其中 H' 和 G' 是有限的。

令 $(\bar{\phi}^{1h}, \bar{\phi}^{2h}, \bar{\phi}^{3h})$，$\forall h \in H$ 是由约束（4.45）~（4.48）组成的多面体的极射线，$(\bar{\mu}^{1\tau}, \bar{\mu}^{2\tau}, \bar{\mu}^{3\tau})$，$\forall \tau \in G$ 是由约束（4.45）~（4.48）组成的多面体的极点，其中 H 和 G 是有限的。由于极点和极射线的数目是有限的，可以将 Benders 可行割平面和 Benders 最优割平面以（4.55）和（4.56）的形式添加到主问题中。

算法 2（图 4.1）给出了传统的 BD 方法的流程，在这里同时考虑问题的分解和多割平面策略。迭代次数表示为 v，对于一对情景 ω 和时间段 t 的组合 (ω, t)，子问题的 Benders 最优割平面分别表示为 θ_ω^t、θ_1。

Algorithm 2 传统 BD 算法

1：**初始化** $v = 0$，LB $= -\infty$，UB $= +\infty$，$\theta_1 = \theta_\omega^t = 0$，$H = G = \varnothing$。

2：**while**（Runtime $\leqslant$ Stoptime && (UB $-$ LB)/UB $> \varepsilon$）**do**

3：　　令 $v = v + 1$，求解主问题。

4：　　得到最优解 $(x^v, y^v, \rho^v, \theta^v)$ 和目标值 $l_{\text{obj}v}$。

5：　　更新 LB $= \max\{\text{LB}, l_{\text{obj}v}\}$。

6：　　令 (x, y, ρ) 固定为 (x^v, y^v, ρ^v)，求解 DSP（DSP1 和 DSP2）。

7：　　**if** DSP 无界 **then**

8：　　　　利用多面体（4.45~4.48，4.55、4.56）的极射线生成可行割平面（4.53）和（4.55），添加到 H 和 H'。

9：　　**end if**

10：　　**if** DSP 有界 **then**

11：　　　　利用多面体（4.45~4.48，4.55、4.56）的极值点生成最优割平面（4.54）和（4.56），添加到 G 和 G'。

图 4.1　算法 2

12： 得到当前问题的最优目标值 u_{objv}。

13： 更新 UB = min{UB, u_{objv}}。

14： **end if**

15： **end while**

16：返回 UB 值和相应的最优解。

图 4.1 算法 2（续）

4.3.2.2 Benders 主问题的替代约束

BD 算法收敛比较慢的一个非常重要的原因是，在起初的几次迭代中，主问题产生了较低质量的最优解。尽管增加了大量的 Benders 割平面有助于提高解的质量，但同时也增加了大量的约束条件，这也影响了算法的收敛性和计算时间。因此，合理选择 Benders 割平面，在每一次的迭代过程中产生高质量的主问题的解，尤为重要。对于子问题 SP1 和 SP2 而言，给定主问题产生的任意一个最优解，并非总是可行的，根据之前提到的相对完全补偿的定义，这意味着随机子问题并不是相对完全补偿，这就需要在主问题中添加大量的 Benders 可行割平面。然而，通过添加替代约束到主问题，使得主问题产生的解，对于子问题，总是可行的，这样就避免了添加大量的 Benders 可行割平面，在一定程度上减少主问题求解的负担。所以，结合具体的问题，提出了两组替代约束。

命题 4.3 约束式

$$\begin{aligned}
\sum_{j \in J} y_j^t &= \sum_{j \in J} y_j^{t+1}, & \forall j \in J,\ t \in T/T^{\max} \\
\sum_{j \in J} y_j^{T^{\max}} &= \sum_{j \in J} y_j^1, & \forall j \in J,\ t \in T^{\max}
\end{aligned} \tag{4.58}$$

对问题 SCCSM，总是有效的.

证明： 约束（4.8）和（4.9）表明，对于给定的任意时间段 $t \in T$，救护车的总数恒相等，即在时间段 t 时，可利用或当班的救护车的总量固定。这时不可能增加额外的救护车，但允许救护车在两个相邻的时间段内，从一个节点转移到另一个节点，这也就是所谓的重新选址决策，这个过程付出相对较低的成本。所以，很容易得出，在任意时间段内，救护车的总数恒相等。

命题 4.4 约束式

$$\sum_{j \in J} \lambda y_j^t \geq \beta \sum_{i \in I} d_{i\omega}^t (1 - \rho_\omega^t), \quad \forall t \in T, \ \omega \in \Omega \qquad (4.59)$$

是问题 SCCSM 的下界有效不等式。

证明： 通过联合约束式（4.27）和（4.35），很容易得到有效不等式（4.59）。

命题 4.5 对于给定满足主问题的 MP(x,y,ρ)，同样也满足约束式（4.58）和（4.59），对偶子问题 DSP1 总是可行和有界。

证明： 首先来证明原问题 SP1 可行，且有界。

SP1 的可行性：对分配任意数量的救护车到临时站点 $j \in J$，如 y_j^t，可以通过分配救护车到新开放的临时站点，以满足约束式（4.8）和（4.9）。因此，对于任意给定的主问题的解，同时满足约束式（4.8）和（4.9），子问题 SP1 总存在可行解。

SP1 的有界性：由于 SP1 总存在可行解，所以它很可能在多项式时间内得到最优解。单位运输成本是有限的，且为正。因此，总能找到一个有界解。

由于 DSP1 是 SP1 的对偶问题，且 SP1 有界、可行，根据对偶性质，则 DSP1 同样有界，且可行。

命题 4.6 对于给定满足主问题 MP 的解 (x,y,ρ)，同样也满足约束式（4.58）和（4.59），对偶子问题 DSP2 总是可行和有界。

证明： 首先来证明原问题 SP2 可行，且有界。

SP2 的可行性：对分配任意数量的救护车到临时站点 $j \in J$，如 y_j^t，很容易得出 SP2 可行。因为，对于时间段 t 临时站点 j 所能够提供的服务（λy_j^t），总额能够满足机会约束，所以可以分配救护车到相应的临时站点，以满足机会约束要求的覆盖水平。因此，对于任意给定的主问题的解，同时满足约束式（4.58）和（4.59），子问题 SP2 总存在可行解。

SP2 的有界性：由于 SP2 总存在可行解，所以它很可能在多项式时间内得到最优解。所有相关的成本参数都是有限的，且为正。因此，总能找到一个有界解。

由于 DSP2 是 SP2 的对偶问题，且 SP2 有界、可行，根据对偶性质，则 DSP2 同样有界，且可行。

推论　由于对于给定的同时满足主问题 MP 和约束式（4.58）和（4.59）的 (x, y, ρ)，因此在每一次迭代的过程中，不需要向主问题添加 Benders 可行割平面。

4.3.2.3　分支切割

在 BD 方法中，通常采用割平面法求解混合线性整数规划问题，在主问题和子问题之间经过多次的迭代。在每一次迭代中，由于主问题存在复杂变量，反复的求解主问题占用了大量的时间，而且每一次迭代的过程都是重新求解一个分支定界树，有多少次迭代，就需要反复求解多少个分支定界树。与传统的 BD 算法采用分支定界求解主问题不同，本章在运用 BD 算法求解主问题同时，采用分支切割方法，且在每一次迭代的过程中，添加 Benders 割平面到主问题后，继续分支定界，直到找到主问题的整数最优解。由于整个求解主问题的迭代过程，将 Benders 割平面整合到分支定界中，因此，只产生一个分支定界树[170-173]。对于整个算法，在主问题与子问题不断周而复始的迭代过程中，直到满足算法的终止条件，算法结束。

基于分支切割的 BD 算法的思想是，采用分支切割算法求解主问题，产生一个分支切割树，在探索分支切割树的过程中，添加 Benders 割平面。在每一次的迭代过程中，只在主问题的整数节点处添加 Benders 割平面，并不是对所有的节点都检查 Benders 割平面的满足情况和添加割平面，这样避免了探索每一个分支和节点，同时降低了添加的割平面的数量，从而极大地降低计算时间和迭代次数。在求解主问题的过程中，这种思想可以通过 CPLEX 求解器中的 lazy constraint callback 函数实现。对于 Benders 子问题，可以通过现有的数学求解器顺序或平行求解，由于子问题为典型的线性规划问题，因此，非常容易求解，并不会消耗太多的时间。

通过将传统的 BD 算法与分支切割相结合，求解 Benders 主问题，整个过程只探索单一的分支切割树，并且选择在整数节点判断是否添加 Benders 割平面，极大地改善了主问题解的质量，加快了算法收敛的速度，进而显著降低了计算时间。基于分支切割的 BD 算法（即 B&BC）的主要流程如算法 3（图 4.2）所示。

Algorithm 3 B&BC 算法

1：初始化 $P = \varnothing$，UB $= +\infty$，LB $= -\infty$，$N = \{o\}$，其中 o 为分支节点，添加 (4.58) 和 (4.59) 到主问题中，并初始化为线性松弛问题（LMP）。

2：**while** （N 非空 && （UB – LB）/UB $> \varepsilon$ && Runtime $\leqslant$ Stoptime） **do**

3：　　选择一个节点 $o' \in N$。

4：　　$N \leqslant N / \{o'\}$。

5：　　求解 LMP，得到最优解 $(x, y, \rho, \theta_1, \theta)$ 和目标值 l_{obj}。

6：　　**if** $l_{\text{obj}} <$ UB **then**

7：　　　　**if** (x, y, ρ) 是整数解 **then**

8：　　　　　　求解 DSP1 和 DSP2，得到最优解 (r, z) 和当前问题的目标值 u_{obj}。

9：　　　　　　**if** $(u_{\text{obj}} - l_{\text{obj}})/u_{\text{obj}} > \varepsilon_1$ && $(x, y, \rho, \theta_1, \theta)$ 不满足 (4.54) 和 (4.56) **then**

10：　　　　　　　　添加相应的 (4.54) 和 (4.56) 到 LMP，P。

11：　　　　　　　　$N \leftarrow N \cup \{o'\}$。

12：　　　　　　**end if**

13：　　　　　　**if** $(u_{\text{obj}} - l_{\text{obj}})/u_{\text{obj}} \leqslant \varepsilon_1$ 或者 $(x, y, \rho, \theta_1, \theta)$ 满足 (4.54) 和 (4.56) **then**

14：　　　　　　　　UB $= l_{\text{obj}}$，$(x^*, y^*, \rho^*, \theta_1^*, \theta^*) = (x, y, \rho, \theta_1, \theta)$。

15：　　　　　　**end if**

16：　　　　**end if**

17：　　　　**if** (x, y, ρ) 不是整数解 **then**

18：　　　　　　更新 LB $= \max\{\text{LB}, l_{\text{obj}}\}$。

19：　　　　　　分支，生成节点 o^* 和 o^{**}。

20：　　　　　　$N \leftarrow N \cup \{o^*, o^{**}\}$。

21：　　　　**end if**

22：　　**end if**

23：**end while**

24：返回 UB 和相应的最优解 $(x^*, y^*, \rho^*, \theta_1^*, \theta^*)$。

图 4.2　算法 3

4.3.2.4 有效不等式

尽管约束不等式（4.59）对于问题 SCCSM 有效，由于大量的 0—1 变量 ρ_ω^t 的存在，对于求解大规模的问题，仍然十分具有挑战性。追溯根源，终究的原因是机会约束的存在，尤其第二阶段含有机会约束。因此，接下来提出了一个加强版的有效不等式，加速算法的收敛。这个不等式最大的优点是，它不含有 0—1 变量 ρ_ω^t，这在一定程度上减轻了 Benders 主问题的计算负担。对于时间段 t，$t \in T$，将总应急需求 $\sum_{i \in I} d_{i1}^t$ 按照升序排序，即 $\sum_{i \in I} d_{i1}^t \leqslant \sum_{i \in I} d_{i2}^t \leqslant \cdots \leqslant \sum_{i \in I} d_{iN}^t$，则存在命题 4.7 成立。

命题 4.7　对任意 $\eta \in [0,1)$，满足 $\sum_{\omega = q}^{N} p_\omega > \eta$，$\sum_{\omega = q+1}^{N} p_\omega \leqslant \eta$，其中 $q \in \{1,2,\cdots,N\}$，定义 $\sum_{\omega = N+1}^{N} p_\omega = 0$，则不等式

$$\sum_{j \in J} \lambda y_j^t \geqslant \beta \sum_{i \in I} d_{iq}^t, \ \forall t \in T \tag{4.60}$$

是问题 SCCSM 的一个有效下界不等式。

证明：根据约束（4.29），至少以 $1 - \eta$ 的概率满足整个 EMS 系统 β 比例的覆盖水平，则可以得出

$$\mathbb{P} \left\{ \sum_{j \in J} \lambda y_j^t \geqslant \beta \sum_{i \in I} d_{i\omega}^t \right\} \geqslant 1 - \eta, \ \forall t \in T, \ \omega \in \Omega \tag{4.61}$$

然后，将约束（4.61）重新表述为

$$\sum_{j \in J} \lambda y_j^t \geqslant \beta \sum_{i \in I} d_{i\omega}^t (1 - \rho_\omega^t), \ \forall t \in T, \ \omega \in \Omega \tag{4.62}$$

$$\sum_{\omega \in \Omega} p_\omega \rho_\omega^t \leqslant \eta, \ \forall t \in T \tag{4.63}$$

不失一般性，假设将时间段 t 中的所有节点的需求之和，对于每一个离散情景 $\omega \in \Omega$，按照升序排列，如 $\sum_{i \in I} d_{i1}^t \leqslant \sum_{i \in I} d_{i2}^t \leqslant \cdots \leqslant \sum_{i \in I} d_{iN}^t$。对于给定任意 $\eta \in [0,1)$，存在 $q \in \{1,2,\cdots,N\}$，满足 $\sum_{\omega = q}^{N} p_\omega > \eta$，$\sum_{\omega = q+1}^{N} p_\omega \leqslant \eta$。不等式约束（4.62）、（4.63）等价于约束（4.61）。

接下来通过反证法证明，假设 $\sum_{j \in J} \lambda y_j^t < \beta \sum_{i \in I} d_{iq}^t$ 成立，这意味着 $\mathbb{P} \left\{ \sum_{j \in J} \lambda y_j^t \geqslant \beta \sum_{i \in I} d_{i\omega}^t \right\} < 1 - \eta$，因为 $\sum_{\omega = q}^{N} p_\omega > \eta$ 和按照各个情景在时间段

t 中的总需求升序排列，得出矛盾。因此，$\sum_{j \in J} \lambda y_j^t \geq \beta \sum_{i \in I} d_{iq}^t$ 成立，因为 $p_\omega > 0$，且 $\sum_{\omega=q}^{N} p_\omega$ 对于 q 严格递增。如果 $\sum_{j \in J} \lambda y_j^t \geq \beta \sum_{i \in I} d_{i,q+1}^t$ 成立，则可以得出 $\sum_{j \in J} \lambda y_j^t \geq \beta \sum_{i \in I} d_{iq}^t$，为了得到更好的解，需要满足 $\sum_{j \in J} \lambda y_j^t < \beta \sum_{i \in I} d_{i,q+1}^t$。为了满足不等式（4.62）、（4.63），则约束式 $\sum_{\omega=q+1}^{N} p_\omega \leq \eta$ 成立。另一方面，对于任意的 $q \in \{1,2,\cdots,N\}$，如果约束式 $\sum_{j \in J} \lambda y_j^t \geq \beta \sum_{i \in I} d_{iq}^t$，$\forall t \in T$ 成立，则 $\sum_{j \in J} \lambda y_j^t \geq \beta \sum_{i \in I} d_{iw}^t$，$\forall t \in T$，$\omega = 1,2,\cdots,q$ 成立，因为 $\sum_{i \in I} d_{i,\omega}^t$ 递增，这说明 $\rho_\omega^t = 0$ $\forall t \in T$，$\omega = 1,2,\cdots,q$。由于 $\sum_{\omega=q}^{N} p_\omega > \eta$，$\sum_{\omega=q+1}^{N} p_\omega \leq \eta$，则 $\sum_{\omega \in \Omega} p_\omega \rho_\omega^t \leq \eta$，$\forall t \in T$。因此，对于任意的 $\eta \in [0,1)$，满足 $\sum_{\omega=q}^{N} p_\omega > \eta$，$\sum_{\omega=q+1}^{N} p_\omega \leq \eta$，其中 $q \in \{1,2,\cdots,N\}$，如果 $\sum_{j \in J} \lambda y_j^t \geq \beta \sum_{i \in I} d_{iq}^t$，$\forall t \in T$ 成立，可以得出约束式（4.62）和（4.63）。所以，得出下界的有效不等式（4.61），故证之。

4.3.2.5 帕累托最优割面

当子问题 SP 退化，即子问题 SP 可能会产生多个最优解，进而产生多个可能潜在的 Benders 割平面。Magnanti 和 Wong（1981）提出了一种生成可能的最强割平面的问题，在这个问题里，根据下面的定义，对两个 Benders 割平面进行比较[174]。对于给定当前主问题 MP 的最优解 (y,ρ)，基于子问题 SP1 的相应的对偶变量 $(\mu_{t\omega}^{1v}, \mu_{t\omega}^{2v}, \mu_{t\omega}^{3v})$ 产生的最优割平面，支配子问题 SP1 的另一个对偶变量 $(\mu_{t\omega}^{1v'}, \mu_{t\omega}^{2v'}, \mu_{t\omega}^{3v'})$ 产生的 Benders 最优割平面，当且仅当 $- \sum_{j \in J} \lambda y_j^t \mu_{jt\omega}^{1v} - \sum_{i \in I} d_{i\omega}^t \mu_{it\omega}^{2v} + \mu_{t\omega}^{3v} \beta \sum_{i \in I} d_{i\omega}^t (1 - \rho_\omega^t) \geq - \sum_{j \in J} \lambda y_j^t \mu_{jt\omega}^{1v'} - \sum_{i \in I} d_{i\omega}^t \mu_{it\omega}^{2v'} + \mu_{t\omega}^{3v'} \beta \sum_{i \in I} d_{i\omega}^t (1 - \rho_\omega^t)$ 成立。

同理，对于子问题 SP2，基于子问题 SP1 的相应的对偶变量 $(\lambda_{jt}^{1v}, \lambda_{jT^{\max}}^{2v})$ 产生的最优割平面，支配子问题 SP2 的另一个对偶变量 $(\lambda_{jt}^{1v'}, \lambda_{jT^{\max}}^{2v'})$ 产生的 Benders 最优割平面，当且仅当 $\sum_{j \in J} \sum_{t \in T/T^{\max}} \lambda_{jt}^{1v} (y_j^t - y_j^{t+1}) + \sum_{j \in J} \lambda_{jT^{\max}}^{2v} (y_j^{T^{\max}} - y_j^1) \geq \sum_{j \in J} \sum_{t \in T/T^{\max}} \lambda_{jt}^{1v'} (y_j^t - y_j^{t+1}) + \sum_{j \in J} \lambda_j^{2v'} \max (y_j^{T^{\max}} - y_j^1)$

成立。

定义 4.1 文献［174］：一个 Benders 割平面是帕累托最优的，当且仅当这个割平面不受任何其他的 Benders 割平面支配。

设 Y^{LP} 是由约束式（4.2）～（4.4），（4.34），（4.58）～（4.59）定义的多面体，$ri(Y^{LP})$ 表示多面体 Y^{LP} 的相对内点。对于给定的一个对偶子问题 DSP1 的最优解和最优目标值 obj_t^{sv}，可以通过求解下面的 Magnanti – Wong DSP1（MW – DSP1）问题得到帕累托最优割平面，对于 y_j^{t0}，$\rho_\omega^{t0} \in ri(Y^{LP})$。

$$\max_{\mu^1,\mu^2,\mu^3} - \sum_{j\in J} \lambda y_j^{t0} \mu_{jt\omega}^1 - \sum_{i\in I} d_{i\omega}^t \mu_{it\omega}^2 + \mu_{t\omega}^3 \beta \sum_{i\in I} d_{i\omega}^t (1 - \rho_\omega^{t0}) \quad (4.64)$$

s. t. （4.50），（4.51）

$$- \sum_{j\in J} \lambda y_j^t \mu_{jt\omega}^1 - \sum_{i\in I} d_{i\omega}^t \mu_{it\omega}^2 + \mu_{t\omega}^3 \beta \sum_{i\in I} d_{i\omega}^t (1 - \rho_\omega^t) = \mathrm{obj}_t^{sv} \quad \forall t \in T,\ \omega \in \Omega$$

$$(4.65)$$

类似地，对于给定的一个对偶子问题 DSP2 的最优解和最优目标值 obj_2^v，Magnanti – Wong DSP2（MW – DSP2）问题可以表述为：

$$\max_{\lambda^1,\lambda^2} \sum_{j\in J} \sum_{t\in T/T^{\max}} \lambda_{jt}^1 (y_j^{t0} - y_j^{t+1,0}) + \sum_{j\in J} \lambda_{jT^{\max}}^2 (y_j^{T^{\max},0} - y_j^{1,0}) \quad (4.66)$$

s. t. （4.41），（4.42），（4.43）

$$\sum_{j\in J} \sum_{t\in T/T^{\max}} \lambda_{jt}^1 (y_j^t - y_j^{t+1}) + \sum_{j\in J} \lambda_{jT^{\max}}^2 (y_j^{T^{\max}} - y_j^1) = \mathrm{obj}_2^v \quad (4.67)$$

Papadakos（2008）考虑到，Magnanti – Wong 问题的相关性可能会降低算法的效率[175]。因此，他提出了一个修正的 Magnanti – Wong 优化问题（MMW），这个问题与子问题 SP 的解无关。在算法的执行阶段，求解目标函数由（4.68）和约束（4.50）、（4.51）组成的新问题，而不是原来的 DSP1。一个帕累托最优割平面可以通过求解如下 MMW – DSP1 问题获得，对于 y_j^{t0}，$\rho_\omega^{t0} \in ri(Y^{LP})$：

$$\max_{\mu^1,\mu^2,\mu^3} - \sum_{j\in J} \lambda y_j^{t0} \mu_{jt\omega}^1 - \sum_{i\in I} d_{i\omega}^t \mu_{it\omega}^2 + \mu_{t\omega}^3 \beta \sum_{i\in I} d_{i\omega}^t (1 - \rho_\omega^{t0}) \quad (4.68)$$

s. t. （4.50），（4.51）。

通过相同的思路，对于子问题 SP2，帕累托最优割平面可以通过求解如下 MMW – DSP2 问题获得，对于 y_j^{t0}，$\rho_\omega^{t0} \in ri(Y^{LP})$：

$$\max_{\lambda^1,\lambda^2} \sum_{j\in J} \sum_{t\in T/T^{\max}} \lambda_{jt}^1 (y_j^{t0} - y_j^{t+1,0}) + \sum_{j\in J} \lambda_{jT^{\max}}^2 (y_j^{T^{\max},0} - y_j^{1,0}) \quad (4.69)$$

s.t. （4.41），（4.42），（4.43）。

4.3.2.6 加强的最优割面

对于第 v 次迭代，给定的主问题的最优解 (x^v, y^v, ρ^v)，设 $(\mu_{t\omega}^{1v}, \mu_{t\omega}^{2v}, \mu_{t\omega}^{3v})$ 为在情景 ω 和时间段 t 时对偶子问题 DSP2 的最优解。由于在等价转化机会约束（4.29）的时候，引入了 big－M 参数，来保证等价转化的成立。big－M 参数的选取对问题的求解产生显著的影响。不等式（4.70）是在第 v 次迭代过程中生成的 Benders 最优割平面，其中含有 big－M 参数。

$$\theta_\omega^t + M_\omega^t \rho_\omega^t \geqslant -\sum_{j \in J} \lambda y_j^t \mu_{jt\omega}^{1v} - \sum_{i \in I} d_{i\omega}^t \mu_{it\omega}^{2v} + \mu_{t\omega}^{3v} \beta \sum_{i \in I} d_{i\omega}^t \qquad (4.70)$$

big－M 是一个足够大的数，它使得不等式（4.70）在 $\rho_\omega^t = 1$ 时冗余。在前面的约束（4.35）中，选取 big－M 等于 $\beta \sum_{i \in I} d_{i\omega}^t$，前面所有的方法也都是基于这个 big－M 数值求解计算。接下来，给出一种更紧的 big－M Benders 最优割平面，能够进一步加快算法的收敛和减少计算时间。

注意到，当 0—1 变量 $\rho_\omega^t = 1$ 时，子问题 SP2 和 SP2′的最优目标值均为 0；而且，当 0—1 变量 $\rho_\omega^t = 0$ 时，子问题 SP2 和 SP2′具有相同的表达形式。换句话说，对于给定主问题某次迭代的最优解 (x^v, y^v, ρ^v)，子问题 SP2 和 SP2′等价。

$$(SP2'): h_\omega^t(y, \rho) = \min_z \sum_{j \in J} \sum_{i \in I} c^t l_{ij} z_{ij\omega}^t \qquad (4.71)$$

$$\text{s.t} \ (4.45), \ (4.47), \ (4.48) \qquad (4.72)$$

$$\sum_{j \in J_i^t} z_{ij\omega}^t \leqslant d_{i\omega}^t (1 - \rho_\omega^t) \qquad \forall i \in I, \ t \in T, \ \omega \in \Omega \qquad (4.73)$$

对于子问题（SP2′），根据强对偶性，可以得到新的 Benders 最优割平面：

$$\theta_\omega^t \geqslant -\sum_{j \in J} \lambda y_j^t \mu_{jt\omega}^{1v} - \sum_{i \in I} d_{i\omega}^t \mu_{it\omega}^{2v}(1 - \rho_\omega^t) + \mu_{t\omega}^{3v} \beta \sum_{i \in I} d_{i\omega}^t (1 - \rho_\omega^t)$$

$$(4.74)$$

不等式（4.74）又可以重新表述为

$$\theta_\omega^t + \left(-\sum_{i \in I} d_{i\omega}^t \mu_{it\omega}^{2v} + \mu_{t\omega}^{3v} \beta \sum_{i \in I} d_{i\omega}^t \right) \rho_\omega^t \geqslant -\sum_{j \in J} \lambda y_j^t \mu_{jt\omega}^{1v} - \sum_{i \in I} d_{i\omega}^t \mu_{it\omega}^{2v} + \mu_{t\omega}^{3v} \beta \sum_{i \in I} d_{i\omega}^t$$

$$(4.75)$$

由于不等式 $\sum\limits_{i \in I} d_{i\omega}^t \mu_{it\omega}^{2v} \geq 0$，所以对于 Benders 最优割平面（4.75）的右端总是大于等于 0，即 $-\sum\limits_{i \in I} d_{i\omega}^t \mu_{it\omega}^{2v} + \mu_{t\omega}^{3v} \beta \sum\limits_{i \in I} d_{i\omega}^t \leq \mu_{t\omega}^{3v} \beta \sum\limits_{i \in I} d_{i\omega}^t$，此时 $M_\omega^t = -\sum\limits_{i \in I} d_{i\omega}^t \mu_{it\omega}^{2v} + \mu_{t\omega}^{3v} \beta \sum\limits_{i \in I} d_{i\omega}^t$，对于任意的（$\omega, t$）组合，得到一个较小的 M_ω^t，进而得到一个更有效的 Benders 最优割平面。

4.3.3　模型延伸

在本章中，机会约束（4.29）为单个机会约束（Individual Chance Constraint，ICC），强调每一个时间段 t 和情景 ω 下，整个应急医疗服务网络中应急需求被覆盖的概率的满足情况。不同的侧重点可以衍生不同的机会约束模型。

如果仅仅强调时间段 t 内所有情景 $\omega \in \Omega$ 下，整个应急医疗服务网络中至少覆盖 β 比例的应急需求的概率不低于 $1-\eta$，则机会约束（4.29）变为联合机会约束（4.76），记作 CC_t。

$$(\mathrm{CC}_t): \quad \mathbb{Q}_\Omega \left\{ \sum_{i \in I} \sum_{j \in J_i^t} z_{ij}^t \geq \beta \sum_{i \in I} d_{i\omega}^t, \forall \omega \in \Omega \right\} \geq 1-\eta \quad \forall t \in T$$

(4.76)

此时，在等价转化机会约束时，需要引入一个一维的 0—1 变量 ρ^t。

如果仅仅强调对于所有时间段 $t \in T$ 内情景 ω 下，整个应急医疗服务网络中至少覆盖 β 比例的应急需求的概率不低于 $1-\eta$，则机会约束（4.29）变为联合机会约束（4.77），记作 CC_ω。

$$(\mathrm{CC}_\omega): \quad \mathbb{Q}_\Omega \left\{ \sum_{i \in I} \sum_{j \in J_i^t} z_{ij\omega}^t \geq \beta \sum_{i \in I} d_{i\omega}^t, \forall t \in T \right\} \geq 1-\eta \quad \forall \omega \in \Omega$$

(4.77)

此时，在等价转化机会约束时，需要引入一个一维的 0—1 变量 ρ_ω。

如果仅仅强调对于所有时间段 $t \in T$ 所有情景 $\omega \in \Omega$ 下，整个应急医疗服务网络中至少覆盖 β 比例的应急需求的概率不低于 $1-\eta$，则机会约束（4.29）变为联合机会约束（4.78），记作 CC。

$$(\mathrm{CC}): \quad \mathbb{Q}_\Omega \left\{ \sum_{i \in I} \sum_{j \in J_i^t} z_{ij\omega}^t \geq \beta \sum_{i \in I} d_{i\omega}^t, \forall t \in T, \omega \in \Omega \right\} \geq 1-\eta$$

(4.78)

此时，在等价转化机会约束时，需要引入一个单元素的0—1变量 ρ。

根据这几个扩展的机会约束的定义，很容易得出下面的命题：

命题4.8 记机会约束（4.29）为 $CC_{\omega t}$，对于给定相同违反的概率 $\eta \in [0,1]$，机会约束模型 CC 最保守，CC_t 和 CC_ω 次之，$CC_{\omega t}$ 保守性最差。

4.4 两阶段机会包络约束随机规划模型

在4.3节中探讨的机会约束，如约束（4.19）和（4.29），为求解不确定优化问题提供了好的工具，它使得确定约束条件以一定的概率被满足。尽管机会约束（4.19）和（4.29）为满足预先设定的服务水平提供了概率保证，但是它们并没有刻画确定约束违反的界限和程度，换句话说，它们没有定量地刻画约束违反的情况。既定的服务水平没有被满足的情形同样非常重要，因为 EMS 决策者尤为关注整个应急医疗服务系统的服务水平最坏的绩效，即在所有可能的违反的概率情况下，整个 EMS 系统的服务水平的满足情况如何，在这种情况下应急医疗服务设施的选址情况如何。面对这样的问题，机会约束显然不能解决这个问题，这也是传统的机会约束的缺陷。

应对上述不足常用的方法是，在确定约束上强加不同概率水平的机会约束，类似不同的分段函数，在不同条件下赋予不同的概率。但是这样会产生一系列的单个机会约束条件，计算求解同样具有挑战性。面对这个问题，本章提出了一个新的机会约束，称为 PEC。从字面意思上讲，其与机会约束的区别在于"包络"，"包络"可理解为一簇满足一定条件的有效前沿面。与机会约束仅仅满足某一个或者多个概率水平不同，机会包络约束要求对于任意的概率水平 η，$\eta \in [0,1]$，定义一个覆盖包络函数 $\beta(\eta)$，$\beta(\eta)$ 是关于 η 的函数，量化确定约束违反的界限的程度。文献 [167] 第一次将机会包络约束在优化领域正式提出，可以把它看作是对传统的机会约束（4.19）和（4.29）的延伸，可理解为广义的机会约束。文献 [167] 定义了一个绝对的包络函数 $\beta(\eta)$ 刻画约束违反的界限，$\mathbb{Q}\{ax \geq b - \beta(\eta)\} \geq 1 - \eta$ 表明，允许机会约束内部的不等式松弛 $\beta(\eta)$ 的绝对界限，这个绝对界限 $\beta(\eta)$ 是关于约束违反概率 η 的函数，随着 η 的变化而变化。

本书的机会包络约束与文献［167］不同。首先，文献［167］刻画了一个绝对数量的约束违反的界限 $\beta(\eta)$，而本书则侧重一个相对的违反界限，这是由实际问题决定的。对于不同的问题，可以选择绝对包络函数（如投资组合问题），也可以选择相对的包络函数（如涉及覆盖水平、库存水平等）。其次，本书从随机规划的视角出发，采用随机离散情景方法处理机会约束，设计算法求解；文献［167］则采用分布式鲁棒优化，基于部分不确定参数的未知分布的部分信息（如均值、方差等矩信息）转化机会包络约束，或者得出机会包络约束的保守的近似估计形式，最后将绝对的机会包络约束转化为半定优化问题。分布式鲁棒优化作为一种较好的处理不确定问题的工具，如含有机会约束的模型，不依赖未知参数的精确概率分布。但是，本章的应急医疗服务网络设计问题，应急需求不确定，且每一时间段内的应急需求数量相对较少，采用基于分布式鲁棒优化的方法，会得到更为保守的最优解。因此，本书从随机规划视角出发，基于不确定应急需求的情景或样本数据，在 4.2.3 节的基础上，提出了基于情景的两阶段机会包络约束随机规划模型。

本章首先提出两阶段 PEC 随机模型；然后，基于随机情景，将 PEC 模型转化为易求解处理的混合线性整数规划等价问题；紧接着，采用 4.2.3 节的 B&BC 算法求解两阶段随机规划模型；最后，根据具体模型的结构和性质，得出一个 PEC 的保守的近似估计。算法测试结果表明，与精确的 B&BC 算法相比，近似估计大大提高了算法求解的效率。

4.4.1　数学模型

由于人们较难获得随机应急需求的精确的概率分布信息，本节同样借助处理不确定问题的离散情景的方法，刻画时间段 t 中的不确定应急需求 $d_{i\omega}^t$，同样地，在情景 ω，$\omega \in \Omega$ 下，与情景 ω 相关的参数为 $d_{i\omega}^t$、$z_{ij\omega}^t$，情景 ω 发生的概率为 p_ω，其中 $\sum_{\omega \in \Omega} p_\omega = 1$。

类似地，可以得出机会包络约束随机规划模型（记作 SPECSM）为：

（SPECSM）：

$$\min_{x,y,z,r} E_\Omega \left\{ \sum_{t \in T} \sum_{j \in J} f_j^t x_j^t + \sum_{j \in J} \sum_{t \in T} g_j y_j^t + \sum_{t \in T} \sum_{j \in J} \sum_{i \in I} c^t l_{ij} z_{ij\omega}^t + \sum_{t \in T} \sum_{j \in J} \sum_{m \in J} \alpha^t r_{mj}^t \right\}$$

$$(4.79)$$

s. t. (4.2) ~ (4.4)，(4.8)，(4.9)，(4.20)，(4.21)，(4.27)，
(4.28)

$$\mathbb{Q}\left\{\sum_{i \in I}\sum_{j \in J_i^t}z_{ij\omega}^t \geq \beta(\eta)\sum_{i \in I}d_{i\omega}^t\right\} \geq 1-\eta \quad \forall\,t \in T,\ \omega \in \Omega,\ \eta \in [0,1]$$

(4.80)

在 SPECSM 中，目标函数同样为最小化总成本，包括第一阶段的成本
和 recourse 阶段的基于所有应急需求情景 $\omega \in \Omega$ 的期望总成本。约束式
（4.80）是一个机会包络约束，与 4.3 节中的传统机会约束（4.19）和
（4.29）一样，保证整个 EMS 满足预先设定的 β 覆盖水平（被服务的应急
需求占总应急需求的比例）的概率至少为 $1-\eta$。在这里定量刻画服务水平
（增加或降低）的相对数量，通过覆盖包络函数 $\beta(\eta)$。其他的约束条件与
前面章节类似。

在救护车动态选址问题中，机会约束（4.29）确保至少以 $1-\eta$ 的概
率满足既定的服务水平 β，而约束式（4.80）控制所有可能的未满足服务
水平 $\beta(\eta)$ 的概率 $\eta \in [0,1]$。因此，EMS 决策者可更好地把握整个 EMS 系
统整体服务水平的绩效（如最好情况和最坏情况），采取必要的措施，如
增加预算、增加可利用的救护车数量等，以改善最坏情况下的服务水平。
实际上，机会约束（4.19）和（4.29）是 PEC 约束（4.80）的特殊形式。
如果固定 η，使得包络函数 $\beta(\eta)$ 为常数，则机会约束（4.19）和（4.29）
与 PEC 约束（4.80）等价。

对于包络函数 $\beta(\eta)$，η 越大，满足一个较高的服务水平 $\beta(\eta)$ 的概率
就越小，这也就意味着 $\beta(\eta)$ 是关于 η 的非递减函数。设角标 k 为整数，且
$k = 0, 1, \cdots, N-1$。利用整数 k 来离散化约束违反的概率 η，$\eta \in [0,1]$，具
体为，令 $\eta_k = \dfrac{k}{N}$。在这里，同样考虑服从均匀分布且相等的情景概率，即
$p_\omega = 1/N$，$\forall\,\omega \in \Omega$。注意到，对于所有的 N 个样本或情景，整数 k 同样表
示确定约束 $\displaystyle\sum_{i \in I}\sum_{j \in J_i^t}z_{ij\omega}^t \geq \beta\left(\dfrac{k}{N}\right)\sum_{i \in I}d_{i\omega}^t$ 违背（不成立）的样本或情景的个
数。基于随机不确定需求情景，将机会包络约束（4.80）转化为易求解处
理的离散形式的机会约束：

$$\mathbb{Q}\left\{ \sum_{i\in I}\sum_{j\in J_i^t} z_{ij\omega}^t \geqslant \beta\left(\frac{k}{N}\right)\sum_{i\in I} d_{i\omega}^t \right\} \geqslant 1 - \frac{k}{N} \quad \forall t\in T, \ \omega\in\Omega, \ k=0,1,\cdots,N-1$$

$$(4.81)$$

容易看出，随着整数 k 增加，满足较高的服务水平 $\beta(\eta)$ 越来越困难，因为 $\beta(\eta)$ 关于 η（或 k）非递减。例如，当 $k=0$，意味着所有的情景都必须满足确定约束 $\sum_{i\in I}\sum_{j\in J_i^t} z_{ij\omega}^t \geqslant \beta\left(\frac{k}{N}\right)\sum_{i\in I} d_{i\omega}^t$，此时，概率约束转化为确定约束，所能满足的覆盖水平也是最小的 $\beta(0)$。

与前面章节中的约束（4.32）类似，采用相同的技术，将机会包络约束（4.81）等价为示性函数约束：

$$\sum_{\omega\in\Omega} p_\omega\, \mathbb{I}_{[0,\infty)}\left(\sum_{i\in I}\sum_{j\in J_i^t} z_{ij}^t - \beta\left(\frac{k}{N}\right)\sum_{i\in I} d_{i\omega}^t \right) \geqslant 1 - \frac{k}{N}$$

$$\forall t\in T, \ \omega\in\Omega, \ k=0,1,\cdots,N-1 \quad (4.82)$$

类似地，引入三维 0—1 整数变量 $\rho_{k\omega}^t$，如果确定约束 $\sum_{i\in I}\sum_{j\in J_i^t} z_{ij\omega}^t \geqslant$ $\beta\left(\frac{k}{N}\right)\sum_{i\in I} d_{i\omega}^t$ 成立，则 $\rho_{k\omega}^t=0$，否则 $\rho_{k\omega}^t=1$。约束（4.82）可重新表述为

$$\sum_{i\in I}\sum_{j\in J_i^t} z_{ij\omega}^t \geqslant \beta\left(\frac{k}{N}\right)\sum_{i\in I} d_{i\omega}^t (1-\rho_{k\omega}^t) \quad \forall t\in T, \ \omega\in\Omega, \ k=0,1,\cdots,N-1$$

$$(4.83)$$

$$\sum_{\omega\in\Omega}(1-\rho_{k\omega}^t) \geqslant N-k \quad \forall t\in T, \ k=0,1,\cdots,N-1 \quad (4.84)$$

所以，基于情景的两阶段机会包络约束随机规划模型可表述为

$$\min_{x,y,z,r} \sum_{t\in T}\sum_{j\in J} f_j^t x_j^t + \sum_{j\in J}\sum_{t\in T} g_j^t y_j^t + \sum_{t\in T}\sum_{j\in J}\sum_{m\in J} \alpha^t r_{mj}^t + \frac{1}{N}\sum_{t\in T}\sum_{j\in J}\sum_{i\in I}\sum_{\omega\in\Omega} c^t l_{ij} z_{ij\omega}^t$$

$$(4.85)$$

s. t. （4.2）～（4.4），（4.8），（4.9），（4.20），（4.27），（4.28），（4.83），（4.84）。

同样，尽管写出了两阶段机会包络约束随机规划模型的混合线性整数规划的等价问题，但是求解依然具有挑战性，尤其在引入大量的三维 0—1 整数变量 $\rho_{k\omega}^t$ 和背包约束后，与原来的问题相比，额外增加了 $2^{N^2 T}$ 个 0—1 变量和 $(N^2+N-1)\times|T|$ 约束条件。因此，在接下来内容里，将提出一个

PEC 约束（4.89）的保守的近似估计表达式。

为了能够有效地降低混合线性整数规划问题的求解难度，给出下面关于三维 0—1 整数变量 $\rho_{k\omega}^t$ 的命题 4.9。

命题 4.9 关于 0—1 变量 $\rho_{k\omega}^t$，约束式（4.86）关于跟变量 $z_{ij\omega}^t$ 相关的约束（4.27）、（4.28）、（4.83）、（4.84）是冗余的。

$$\rho_{k\omega}^t \leqslant \rho_{k'\omega}^t, \quad \forall k' \geqslant k, \ t \in T, \ \omega \in \Omega, \ k', k = 0, 1, \cdots, N-1 \quad (4.86)$$

证明： 对于任意给定的时间段 $t \in T$ 和随机情景 $\omega \in \Omega$，如果 $k' \geqslant k$，k'、$k = 0, 1, \cdots, N-1$，则 $\beta\left(\dfrac{k}{N}\right)$ 关于 $k = 0, 1, \cdots, N-1$ 递增，则 $\beta\left(\dfrac{k'}{N}\right)\sum_{i \in I} d_{i\omega}^t \geqslant \beta\left(\dfrac{k}{N}\right)\sum_{i \in I} d_{i\omega}^t$ 成立。反过来，如果假设 $\rho_{k\omega}^t = 1$，存在 $k' \geqslant k$ 满足 $\rho_{k'\omega}^t = 0$，是最优解。然后，基于约束式（4.83），则约束 $\sum_{i \in I}\sum_{j \in J_i^t} z_{ij\omega}^t \geqslant \beta\left(\dfrac{k'}{N}\right)\sum_{i \in I} d_{i\omega}^t \geqslant \beta\left(\dfrac{k}{N}\right)\sum_{i \in I} d_{i\omega}^t$ 一定成立，这表明，$\rho_{k\omega}^t = 0$ 或 $\rho_{k\omega}^t = 1$ 不能减少被服务的应急请求的数量。因此，$\rho_{k\omega}^t = 1$ 并不是最优解，这与之前的假设矛盾。所以，如果 $\rho_{k\omega}^t = 1$，则 $\rho_{k'\omega}^t = 1$，$\forall k' \geqslant k$，$\rho_{k\omega}^t \leqslant \rho_{k'\omega}^t$，$\forall k' \geqslant k$，$t \in T$，$\omega \in \Omega$，$k'$、$k = 0, 1, \cdots, N-1$ 成立。

命题 4.9 指出了三维 0—1 变量之间的占优关系，这样在一定程度上可以减少 0—1 变量 $\rho_{k\omega}^t$ 的个数，有助于设计精确算法求解整个混合线性整数规划问题。

4.4.2　求解方法

在本小节中，与前面的部分类似，同样采用 B&BC 算法求解，并针对具体的模型，提出了一系列加快算法收敛速度的策略。与传统的机会约束（4.29）相比，机会包络约束的引入，使得当前的随机规划模型比之前的更加复杂，计算难度加大，因为增加 $N-1$ 倍的 0—1 整数变量 $\rho_{k\omega}^t$。

在这里，同样采取分解和多 Benders 割平面策略，将 x，y，ρ 放在主问题 MP 中，将救护车重新选址决策 r 和救护车的分配决策 $z_{ij\omega}^t$ 放在子问题 SP1 和 SP2 中，而且对任意一对 (ω, t)，将子问题 SP2 分解为 $N \times T$ 个独立的子问题。在每一次迭代过程中，多个 *Benders* 割平面被添加到主问题 *MP* 中。在整个分支切割过程中，只产生一个分支定界树，并且只在当前的整数节点处添加相对应的 Benders 割平面到主问题 MP 中。为了保证子问题的可行性和产生更好高质量的 Benders 割平面，替代约束（4.58）、（4.59）和（4.86）同样添加到 Benders 主问题中。

同约束（4.59）一样，命题 4.10 给出了问题 SPECSM 的一个下界不等式。

命题 4.10　约束

$$\sum_{j \in J} \lambda y_j^t \geq \beta \left(\frac{k}{N} \right) \sum_{i \in I} d_{i\omega}^t (1 - \rho_{k\omega}^t) \quad \forall t \in T, \ \omega \in \Omega, \ k = 0, 1, \cdots, N-1$$

$$(4.87)$$

是两阶段机会约束随机规划问题 SPECSM 的下界不等式。

证明： 联合约束式（4.27）和（4.83），很容易得出下界不等式（4.87）。

同样，命题 4.11 给出了与约束式（4.60）类似的有效不等式。

命题 4.11　约束不等式

$$\sum_{j \in J} \lambda y_j^t \geq \beta \left(\frac{k}{N} \right) \sum_{i \in I} d_{i,N-k}^t \quad \forall t \in T, \ k = 0, 1, \cdots, N-1 \quad (4.88)$$

是两阶段机会包络约束随机规划问题 SPECSM 的有效不等式。

证明： 证明过程与命题 4.7 类似，在这里不再具体阐述。

最后，结合上面的替代约束和有效不等式，B&BC 算法的基本流程跟之前的算法 3 类似。由于帕累托最优割平面和基于 big - M 的最优割平面在该问题中不适用，所以，对于 PEC 模型，并没有讨论这两个策略。

4.4.3　PEC 约束的保守近似

尽管在前面提出了一些改进传统的 BD 方法的策略，如分解、多 Benders 割平面、替代约束和有效不等式等，但是由于引入的三维 0—1 变量 $\rho_{k\omega}^t$、B&BC 算法求解 SPECSM 的等价问题仍然较困难，在后面的算例分析中，EXP2 很好地说明这一点。因此，对于大规模的两阶段混合线性整数规划问题，充分挖掘模型的结构，基于离散的随机情景，推出了 PEC 约束的近似保守估计，这在一定程度上明显减轻计算负担。

　　首先，同样假设将时间段 t 中的所有节点的需求之和，对于每一个离散情景 $\omega \in \Omega$，按照升序排列，如 $\sum\limits_{i \in I} d_{i1}^t \leqslant \sum\limits_{i \in I} d_{i2}^t \leqslant \cdots \leqslant \sum\limits_{i \in I} d_{iN}^t$，则可以得出命题4.12。

　　命题4.12　机会包络约束（4.81）可保守近似为

$$\sum_{i \in I} \sum_{j \in J_i^t} z_{ij\omega}^t \geqslant \beta\left(\frac{k}{N}\right) \sum_{i \in I} d_{i\omega}^t \quad \forall\, t \in T,\ k = 0, 1, \cdots, N-1,\ \omega = 1, 2, \cdots, N-k$$

$$\text{(4.89)}$$

　　证明：将 PEC 约束（4.81）等价转化为约束式（4.83）和（4.84）。不失一般性，均匀分布且相等的情景概率，令 $p_\omega = 1/N$，则有 $\sum\limits_{\omega = N-K}^{N} p_\omega > \dfrac{k}{N}$ 和 $\sum\limits_{\omega = N-K+1}^{N} p_\omega \leqslant \dfrac{k}{N}$ 成立。利用命题4.7中类似的证明过程，可以得到约束式（4.89）。所以，对于按照升序排列的情景，只需要保证对于情景 $\omega = 1$，$2, \cdots, N-k$，约束表达式 $\sum\limits_{i \in I} \sum\limits_{j \in J_i^t} z_{ij\omega}^t \geqslant \beta\left(\dfrac{k}{N}\right) \sum\limits_{i \in I} d_{i\omega}^t$ 成立即可。

　　命题4.12 给出了机会包络约束（4.81）的一个保守的近似估计，它巧妙地避开了复杂的三维 0—1 变量 $\rho_{k\omega}^t$，为设计更有效的算法奠定基础。结果表明，与精确算法求解的结果相比，近似估计（4.89）具有较好的效果，将在 4.5 算法测试中给出具体分析。

　　4.3 节中加强版本的有效不等式（4.88）似乎与 PEC 的保守近似估计（4.89）冗余，但实际上还是有一些区别。由于含有 z 的 PEC 的近似保守估计约束出现在第二阶段，即 Benders 子问题 SP，而有效不等式（4.88）与补偿决策变量并不相关，它是作为一类割平面被添加到 Benders 主问题中的，这样可以使得 Benders 主问题能够获取更多关于子问题的信息。因此，在每一次迭代的时候，Benders 主问题能够产生高质量的解，这些解将用于子问题的求解，而且有助于子问题产生一个更高的上界，从而改善算法的效果。

4.5　算法测试

　　为了测试 B&BC 算法，随机生成了一系列规模问题，每一个规模问

题，都生成 10 组数据。考虑以下规模的随机生成数据 $|I|-|J|=(20-10,40-20,80-50,150-100)$，其中 I 表示需求节点的个数，J 表示救护车临时站点的个数，离散随机情景的个数 $N=(20,40,50,60,100,150,200)$，机会约束违反的概率 $\eta=(0.01,0.05,0.1)$。对于所有的测试例，考虑 4 个小时为一个时间段，因此，一天 24 小时可以划分为 6 个相等的时间段，如 00:00—04:00，…，20:00—24:00。所有随机生成的算法测试的数据及其规模见表 4.1。在表 4.1 中，数据 C1 ~ C12 对应机会约束随机模型，数据 C13 ~ C24 对应机会包络约束模型，除了每个测试例的规模，还记录了第一阶段和第二阶段中含有的整数变量、整数约束和连续变量、连续约束的个数。根据表 4.1，数据 C9 ~ C12 和数据 C21 ~ C24，含有较大规模的整数变量和约束。

表 4.1　随机生成的测试数据集及其规模

class	I	J	T	N	第一阶段		第二阶段	
					int var	int const	cont var	cont const
C1	40	20	6	50	540	366	242 400	18 420
C2	40	20	6	100	840	366	482 400	36 720
C3	40	20	6	150	1 140	366	722 400	55 020
C4	40	20	6	200	1 440	366	962 400	73 320
C5	80	50	6	50	900	906	1 215 000	39 600
C6	80	50	6	100	1 200	906	2 415 000	78 900
C7	80	50	6	150	1 500	906	3 615 000	118 200
C8	80	50	6	200	1 800	906	4 815 000	157 500
C9	150	100	6	50	1 500	1 806	4 560 000	75 900
C10	150	100	6	100	1 800	1 806	9 060 000	151 200
C11	150	100	6	150	2 100	1 806	13 560 000	226 500
C12	150	100	6	200	2 400	1 806	18 060 000	301 800
C13	20	10	6	20	2 520	320	24 600	6 060

class	I	J	T	N	第一阶段		第二阶段	
					int var	int const	cont var	cont const
C14	20	10	6	40	9 720	420	48 600	16 860
C15	20	10	6	60	21 720	540	72 600	32 460
C16	20	10	6	100	60 120	780	120 600	78 060
C17	40	20	6	20	2 640	480	98 400	9 720
C18	40	20	6	40	9 840	600	194 400	24 120
C19	40	20	6	60	21 840	720	290 400	43 320
C20	40	20	6	100	60 240	960	482 400	96 120
C21	80	50	6	20	3 000	1 020	495 000	18 300
C22	80	50	6	40	10 200	1 240	975 000	41 100
C23	80	50	6	60	22 200	1 260	1 455 000	68 700
C24	80	50	6	100	60 600	1 500	2 415 000	138 300

"int var"表示第一阶段问题中整数变量的个数;"int const"表示第一阶段问题中整数约束的个数;

"cont var"表示第二阶段问题中连续变量的个数;"cont const"表示第二阶段问题中约束的个数。

本章所涉及的相关的成本参数,都是每天的平均成本。固定建设成本 f_j^t 服从均匀分布 $U(1\ 000,1\ 200)$,救护车临时站点 j 中急救车辆的平均维护成本 g_j 服从 $U(100,120)$,急救车辆的单位运输成本 c^t 服从均匀分布 $U(0.5,1)$,且 $d_{i\omega}^t$ 为正整数,急救车辆重新选址的单位成本 α^t 服从均匀分布 $U(3.5,5)$。临时站点域需求节点之间的距离 l_{ij} 同样根据均匀分布 $U(1,10)$,在情景 ω 下应急需求点 i 处的随机应急需求 $d_{i\omega}^t$ 服从均匀分布 $U(1,5)$,救护车临时站点 j 在时间段 t 内所能拥有的应急车辆的最大数量 P_j^t 服从均匀分布 $U(5,7)$。设定至少满足90%的整个应急医疗服务系统的应急需求,即 $\beta=0.9$。假设在每一个时间段 t 内(4个小时),每辆救护车最多服务4个应急请求。此外,对于4.3节两阶段概率包络约束随机模型中的

覆盖水平包络函数 $\beta(\eta)$，选择线性函数，如 $\beta\left(\dfrac{k}{N}\right) = \dfrac{k}{N}$，其中 N 为离散的随机情景的个数。

所有的算例实验都在 Windows 1 064 位系统下，Intel（R） Xeon（R） 3. 30 GHz Processor 和 128 GB RAM 配置的环境下进行。CPLEX 12. 71 用来求解 Benders 主问题和许多子问题。对于 Benders 主问题，只使用一个线程，对于子问题，使用 8 个线程求解。算法的停止条件有两个：一个是算法的最优 gap 达到 1%，另外一个就是达到设置的时间限制，对于机会约束随机模型，时间限制为 3 600 秒，对于机会包络约束随机模型，时间限制为 7 200 秒。

几种基于 BD 算法的其他策略也被尝试去求解本章的模型，如单一 Benders 割平面、子问题 SP 未分解以及 CPLEX 12. 71 中自带的 BD 求解算法，但以上提到的几种算法效果较差，在一定合理的时间内不能够得出高质量的解，且算法停止时（达到 3 600 秒时间限制）的 gap 较大，具有较差的收敛性。因此，基于提出的不同的加强算法的策略，设计了七个算法测试的实验，EXP1 ~ EXP7，其中 EXP1 ~ EXP5 属于两阶段机会约束随机模型，EXP1、EXP2、EXP6、EXP7 属于两阶段概率包络约束随机模型。

- EXP1：考虑到传统的 BD 算法在合理的时间内较难求解本章所提出的模型，B&BC（4. 3. 2. 3）与替代约束（4. 3. 2. 2），子问题分解和多个割平面（4. 3. 2. 1）为 EXP1，同时也作为其他实验的 Benchmark 算法。
- EXP2：在 EXP1 的基础上，引入加强版的有效不等式（4. 3. 2. 4）。
- EXP3：在 EXP2 的基础上，加入帕累托最优割平面（4. 3. 2. 5）；
- EXP4：在 EXP2 的基础上，加入另外一种加强版的最优割平面（4. 3. 2. 6）；
- EXP5：在 EXP2 的基础上，联合 EXP3 和 EXP4；
- EXP6：在 EXP1 的基础上，引入 PEC 的保守近似估计（4. 4. 3）；
- EXP7：在 EXP6 的基础上，加入加强版的有效不等式（4. 3. 2. 4），联合 EXP2 和 EXP6。

对于每个实验下的算例测试，记录下平均的 CPU 运行时间（avg）、最大的 CPU 运行时间（max）、最小的 CPU 运行时间（min）。由于对于一些例子，它们在一个小时的时间限制内无法收敛到 1% 内的 gap，所以还记录下每一组算例在所设定的时间限制内未能求出最优解的例子的比例（prop）。所有的 CPU 时间以秒为单位，所有记录的结果均取 10 次随机仿真结果的平均值。表 4.2～表 4.5 分别给出了不同问题规模和 η 下机会约束模型和机会包络约束模型的计算结果。

表 4.2 给出了机会约束随机模型的算法测试结果。对于 EXP1 来说，120 个例子中只有 17 个能够在 3 600 秒内求出最优解。尽管绝大部分例子没有求解出最优解，但其效果也没有很差，因为算法停止时的平均 gap 在 1.18%～4.38%。因此，可以得出基本的 B&BC 算法能够求解含有大规模整数变量和约束的混合线性整数规划问题。与 Benchmark 算法 EXP1 形成鲜明对比的是，在平均 CPU 时间、最大 CPU 时间、未求出最优解的例子的比例方面，EXP2～EXP5 的算法测试效果明显优于 EXP1，其平均 CPU 时间分别为 100、214、73、174。480 个测试例，有 474 个例子在时间限制范围内取得最优解，而且在几百秒时间内，即使对于数据规模较大的 C12。因此，可以得出本章提出的不同的加速算法的策略或求解方法，能够有效减少计算时间。然而，在这四个实验中，对于所有测试例，EXP2 和 EXP4 明显优于 EXP3 和 EXP5，它们能够在较短的时间内求解机会约束随机模型。当考虑两种不同的最优割平面策略时，从表 4.2 中的 EXP3 和 EXP4 两列进行比较，可以观察到，对于大部分的测试例子，EXP4 的算法能够小幅度地改善算法的效果（如降低 CPU 时间），尽管优势并不是特别明显；对于所有的测试例子，EXP3 导致 CPU 计算时间明显增加，尽管在全部 120 个例子中，仍然 118 个在合理的时间（如 600 秒）内求出最优解。当整合 EXP2，EXP3 和 EXP4 到 EXP5 中时，CPU 时间增加，与仅仅含有加强版本的最优割平面的 EXP4 相比。因此，可以得出帕累托最优割平面策略，对本章节的模型求解，产生了负面的影响，在一定程度上降低了算法的效率。对于帕累托最优割平面策略来说，由于含有大量的子问题，每个子问题都可以看作是典型的运输问题，可能会有多个最优解，帕累托最优割平面策略的思想就是确定解之间的占优情况，找到一个合理的核点，这对于算法的收敛相当重要。此外，帕累托最优割平面策略能够明显减少添加的 Benders 最优割面的数量，但增加了 CPU 计算时间。

表 4.2 机会约束模型的结果

class	EXP1			EXP2			EXP3			EXP4			EXP5		
	avg	max	prop	avg	max	prop	avg	max	prop	avg	max	prop	avg	max	prop
C1	—	—	1	2	4	.00	6	27	.00	2	5	.00	5	7	.00
C2	27*	27	.9	3	7	.1[2.13]	7	15	.1[2.34]	3	7	.1[2.18]	10	19	.00
C3	76*	76	.9	4	6	.00	8	13	.00	4	6	.00	13	25	.00
C4	89*	281	.6	13	60	.00	16	36	.00	6	11	.00	22	52	.00
C5	166*	212	.8	13	16	.00	85	199	.00	12	15	.00	63	127	.00
C6	151*	151	.9	23	38	.00	129	237	.00	23	45	.00	136	253	.00
C7	—	—	1	79	528	.00	306	1 400	.00	74	465	.00	393	2 284	.00
C8	77*	77	.9	53	95	.00	342	521	.00	48	91	.00	336	778	.00
C9	554*	1 280	.6	342	2 519	.1[1.26]	421	2 335	.1[1.54]	80	163	.00	215	437	.1[1.10]
C10	1 426*	2 382	.8	175	241	.00	297	437	.00	144	203	.00	318	667	.00
C11	—	—	1	218	378	.00	442	813	.00	213	283	.00	435	811	.00
C12	1 137*	1 137	.9	269	279	.00	513	551	.00	260	208	.00	529	572	.00
avg	—	—	.86	100	348	.02	214	549	.02	73	325	.008	174	503	.008

"—" 表示所有的测试例子在 3 600 秒内没有获得最优解；

" * " 表示超过一半的测试例子在 3 600 秒内没有获得最优解；

prop 列中 [.] 记录了在时间限制内没有获得最优解的例子在算法结束时的平均 gap。

表 4.3 给出了机会约束随机模型在不同 η 值下的计算结果，固定模型的规模为 80 个需求节点、50 个候选址点。通过表 4.3 可以观察到，除了 EXP1 中的部分例子外，几乎大部分例子都能够在 1 小时内计算出最优解。所以，同样可以得出与表 4.2 类似的结论。但是对于违反概率 η 的变化，并没有十分明显的规律，尤其当固定 η、离散的随机情景个数发生变化的时候。这是由于背包约束（4.34）较难求解，特别在当假设情景发生的概率服从均匀分布且均相等（即 $p_\omega = 1/N$）的情况下。二元 0—1 变量 ρ_ω^t 取 0 或 1 的个数等于确定约束不成立的个数，这在很大程度上取决于约束违反概率 η 和离散情景的个数 N，可以通过 $\binom{N}{N_\eta}$ 计算得到，且 $\binom{N}{N_\eta}$ 的大小随着 N 与 η 的变化而变化。

表 4.4 给出了 B&BC 算法求解机会包络约束（PEC）模型的计算结果。对于所有的随机生成的例子（C13～C24），在四个相关的实验中，EXP6 和 EXP7 明显优于其他的方法。从表 4.4 中可以看出，几乎所有的测试例，基本的 B&BC 算法 EXP1 都不能在 2 小时内得出最优解。但是，跟前面机会约束模型类似，加强版的有效不等式（EXP2）能够求解至少 70% 的测试例子。对于在 2 个小时内未得出最优的例子，同样在 [.] 中记录了在算法停止时的平均 gap。尽管这些例子在时间限制内未能取得最优，但是 gap 相对较小，在 1.27% 到 3.33% 之间，对精确算法来说，这完全在一个可接受的范围内。更重要的是，PEC 的保守近似估计，能够大大地缩短 CPU 时间。尤其考虑到三维的 0—1 变量 $\rho_{k\omega}^t$，在情景多于 100 个时，仍然能够在几百秒内得出最优解，由此可以说明 B&BC 算法具有很好的性能。总共 240 个测试例子，236 个例子都可以在半个小时内计算出最优解。然而，比较 EXP6 和 EXP7 与 CPU 时间相关的度量参数发现，在平均 CPU 时间和未达到最优的测试例子比例方面，EXP7 优于 EXP6，尤其对于含有较多情景和节点的大规模问题（如 C21～C24）。在前面也提到过，4.3 节中加强版的有效不等式（4.88）对 PEC 的保守近似估计（4.89）来说，看似冗余，但是实际上还是有一些区别。接下来，再次简单解释为什么冗余，但仍可以提高算法效果。注意，含有 z 的 PEC 的近似保守估计约束出现在第二阶段，也是 Benders 子问题中，而有效不等式（4.88）与补偿决策变量并不相关，它是作为一类割平面

（有效不等式也可以看作一类特殊的割平面）添加到 Benders 主问题中，这样可以使得 Benders 主问题能够获取更多关于子问题的信息。因此，在每一次迭代的时候，Benders 主问题能够产生高质量的解，这些解有助于子问题产生一个更高的上界。这样循环迭代，直至满足最优条件。

表 4.5 度量了机会包络约束随机模型的 PEC 的保守近似估计的质量。为了能够有效地评价 PEC 的保守近似估计的效果，引入一个相对参数，记为 Δ。Δ 可以通过这个简单的式子计算：

$$\Delta = \mathbb{E}\left[\frac{\text{opt} - \text{LB}}{\text{LB}}\right] \times 100\%$$

其中，$\mathbb{E}$ 表示数学期望符号，opt 为 EXP6 或 EXP7 的平均目标函数值，LB 为 EXP2 的下界的平均值，之所以选取下界（LB）是考虑到这样可以计算出最坏情况下的 Δ 值，因为当达到算法的停止条件的时候，对于 BD 算法通常选取上界作为最优的目标函数值。此外，表 4.5 同样记录了 EXP2 对于所有的例子的平均 CPU 时间和算法停止时的平均 gap，包括未求解出的例子（7 200 秒的时间限制）。注意：表 4.5 与表 4.4 中的计算方式不同。

从表 4.5 中可以看出，除了 C20，其他所有的测试例子均能够在 7 200 秒的时间限制内求解出来。对于含有保守近似估计的 EXP6 和 EXP7，可以通过比较 Δ 与精确求解算法 EXP2 的平均 gap，来评价 PEC 保守近似估计的效果。记 Δ 与 EXP2 的平均 gap 之间的差值为 error。如果 error $\geqslant 0$，则说明 PEC 的保守近似估计效果优于精确的求解方法 EXP2；反过来，如果 error $\leqslant 0$，则说明 PEC 的保守近似估计效果次于精确的求解方法 EXP2。在表 4.5 中，大部分测试例子的 error 为正数，这说明 PEC 保守近似估计效果较好。在 error 取得负值的例子中，最大的 error 值为 0.15%，在一定范围内，可以接受。综上，与精确的求解方法 EXP2 相比，本章 PEC 的保守近似估计方法效果较好。

表 4.3 不同 η 下机会约束模型的结果

η	N	EXP1			EXP2			EXP3			EXP4			EXP5		
		avg	max	prop	avg	max	prop	avg	max	prop	avg	max	prop	avg	max	prop
.01	50	67	233	.1[2.34]	9	12	0	105	234	0	11	15	0	99	229	0
	100	42	76	.3[1.94]	46	86	0	292	512	0	37	52	0	285	536	0
	150	174	664	.1[2.82]	29	50	0	245	710	0	34	63	0	224	531	0
	200	87	281	.5[4.09]	78	151	0	565	1 233	0	78	155	0	520	1 165	0
.05	50	166*	212	.8[2.02]	13	16	0	85	199	0	12	15	0	63	127	0
	100	151*	151	.9[2.07]	23	38	0	129	237	0	23	45	0	136	253	0
	150	—	7	1[2.44]	79	528	0	306	1 400	0	74	465	0	293	1 284	0
	200	77*	77	.9[3.15]	53	95	0	342	521	0	49	91	0	36	778	0
.10	50	192*	415	.7[1.73]	34	183	0	296	1 849	0	35	169	—	259	1 285	0
	100	355*	622	.7[2.24]	22	43	.1[1.05]	253	452	.1[1.26]	28	61	.1[1.05]	342	1 181	0
	150	2 688*	2 747	.8[4.46]	40	55	0	303	667	0	37	79	0	465	1 077	0
	200	—	—	1[3.96]	81	226	0	563	1 632	0	74	152	0	560	2 265	0
avg		—	—	.65	42	124	.008	290	804	.008	41	114	.008	274	892	0

"—" 表示所有的测试例子在 3 600 秒内没有求得最优解;

"*" 表示超过一半的测试例子在 3 600 秒内没有取得最优解;

prop 列 [.] 记录的例子没有取得最优解的例子在算法结束时的平均 gap。

表 4.4　机会包络约束模型的结果

class	EXP1			EXP2			EXP6			EXP7		
	avg	max	prop	avg	max	prop	avg	max	prop	avg	max	prop
C13	—	[20.3]	1[10.8]	445	2 604	.0	2	6	.00	≤1	≤1	.00
C14	—	[46.7]	1[33.2]	1 861	6 211	.3[1.27]	4	11	.00	1	5	.00
C15	—	[48.2]	1[44.7]	2 288*	[1.71]	.8[1.32]	14	31	.00	9	32	.00
C16	—	[56.2]	1[47.9]	1 398*	[13.0]	.9[3.05]	28	134	.00	12	35	.00
C17	1 822*	[18.2]	.7[7.08]	1 057	6 558	.3[1.24]	6	27	.00	6	35	.00
C18	—	[43.8]	1[36.9]	4 593*	[4.59]	.8[2.65]	96	619	.00	5	20	.00
C19	—	[49.0]	1[42.4]	485*	[2.47]	.9[1.94]	25	64	.00	6	11	.00
C20	—	[57.6]	1[49.5]	—	[4.64]	1[2.25]	66	182	.00	75	378	.00
C21	—	[19.1]	1[7.67]	395	1 287	.5[1.66]	52	158	.1[1.60]	10	15	.1[1.18]
C22	—	[44.8]	1[40.4]	1 451*	[2.05]	.8[1.40]	65	340	.00	45	145	.00
C23	—	[49.6]	1[45.7]	2 469*	[4.66]	.9[3.33]	278	743	.1[2.20]	61	142	.00
C24	—	[65.3]	1[51.9]	5 977*	[2.56]	.9[2.03]	497	1 542	.1[1.11]	155	242	.00
avg	—	[43.2]	.98[34.8]	—	—	.7[1.85]	94	321	.03[.4]	32	88	.008[.09]

"—" 表示所有的测试例子在 3 600 秒内没有获得最优解；

"*" 表示超过一半的测试例子在 3 600 秒内没有获得最优解；

prop 列中 [.] 记录了那些在时间限制内没有获得最优解的例子在算法结束时的平均 gap。

表 4.5 PEC 保守近似估计的结果

class	EXP2			EXP6			EXP7		
	CPU time[1]	avg LB	avg gap[2] %	opt	$\Delta\%$	error[3] %	opt	$\Delta\%$	error[3] %
C13	445	33 482	1.00	33 834	1.04	-0.04	33 869	1.15	-0.15
C14	3 762	32 631	1.07	32 445	1.16	-0.09	32 447	1.15	-0.08
C15	6 217	33 521	1.38	34 526	1.42	-0.04	30 901	1.47	-0.09
C16	6 620	33 739	3.15	34 834	3.07	+0.08	34 815	3.02	+0.13
C17	2 890	64 357	1.05	58 133	1.12	-0.07	64 590	1.04	+0.01
C18	6 679	64 159	2.32	65 713	2.34	-0.02	65 737	2.37	-0.05
C19	6 529	63 132	1.84	64 243	1.76	+0.08	64 282	1.83	+0.01
C20	7 200	62 539	2.25	63 910	2.14	+0.11	63 916	2.14	+0.11
C21	3 789	127 245	1.32	128 883	1.28	+0.04	128 880	1.28	+0.04
C22	6 050	125 906	1.40	127 605	1.34	+0.06	127 633	1.37	+0.03
C23	6 727	130 880	3.10	135 032	3.02	+0.08	135 110	3.07	+0.03
C24	7 078	127 190	1.93	129 146	1.51	+0.42	129 189	1.55	+0.38

1: CPU time 为包含 7 200 秒内未取得最优解的所有测试例子的平均 CPU 时间;

2: avg gap 表示包含 7 200 秒内未求解出最优解的例子在内的所有测试例子的平均 gap;

3: error 为 EXP2 的平均 gap (avg gap) 与 Δ 之差。

4.6 小结

本章考虑应急需求时间相关性和地理空间数量的不确定性，同时引入时间相关参数和决策，增加急救车辆的重新选址决策，将前面章节中静态的选址模型扩展为多周期动态模型。引入机会约束以一定的概率满足给定的覆盖水平的同时，最小化整个应急医疗服务设施选址布局过程中的总成本，提出了两阶段机会约束随机规划模型；基于离散的随机情景，得出了复杂的两阶段混合线性整数规划问题；设计 B&BC 算法，并提出了几点改进的策略，算法测试表明，所提出的算法取得较好的效果；在此基础上，对任意的违反概率 $\eta \in [0,1]$，将机会约束延伸为广义的机会包络约束，进一步提出了两阶段机会包络约束随机模型，且给出了机会包络约束的保守近似估计表达形式，同样采用 B&BC 算法求解。

本章提出的模型也适用于其他的公共服务的布局，例如消防车、警察巡逻车等。此外，本章提出了一个两阶段机会约束随机规划的框架，通过对模型的等价转化，设计有效的精确算法求解。然后，将传统的机会约束延伸为广义的机会包络约束，这是在随机规划背景下第一个相关的研究，这在一定程度上丰富了随机规划、机会约束规划的理论方法体系，同时也弥补了研究的空白。为了能够更好地刻画实际情况，在建模的过程中考虑时间相关的急救车辆的运行时间，基于更大样本的历史数据集合，建立数据驱动的救护车动态选址模型，是未来研究的一个重要方向。对于机会约束两端的参数均不确定的问题，设计更为有效的求解算法，并基于实际数据进行分析，也是未来需要进一步研究的工作。

第 5 章　多种不确定性下两阶段应急物资鲁棒配置

5.1　研究背景

设施选址一直是学者们研究的热门主题，它涉及许多实际的问题，如应急医疗服务设施（如医疗健康中心、救护车、消防站、移动警务站）的选址、应急物资配置、血液运输等。设施选址常常与路径、库存优化等问题相结合。随着数学优化建模方法的不断发展，设施选址模型日渐丰富，尤其关于不确定环境下的设施选址问题[19,20]。近年来，世界各地自然灾害的频繁发生，给人们带了巨大的损失和影响，因此，越来越多的学者着手研究应急物资配置网络或应急物流[4,10,17,82,83]。根据计划时间的不同，应急物资配置网络可以分为两种：一种为灾前应急物资配置物流，另外一种为灾后应急物资配置物流。目前，关于这两者均有较多的研究文献：灾前应急物资配置强调预防性，通过历史数据或者统计数据来提前确定应急物资的临时供应点和物资的分配网络；而灾后应急物资强调灾害发生后的救灾响应能力，尤其是在错综复杂的不确定环境下。无论哪一种类型，应急物资配置均属于一类设施选址问题，如分配中心、应急物资的临时供应点、仓库、避难场所等。

应急物资配置过程中存在诸多不确定因素，如应急物资的需求、成本、运输时间、设施中断、风险等。这些不确定因素很可能对决策的结果产生较大的影响，例如，按照确定模型下的方案，可能导致超出预算和不合理的物资分配方案，尤其遇到突发的不确定因素时（如设施中断）。因此，将更多的不确定因素融入建模，才能得出更具有灵活性和鲁棒性的配置方案，进而能够更有效地应对各种不确定性。目前，对于应急物资配置相关的文献，主要分为确定模型、动态模型、随机模型和鲁棒模型四个类别，除了确定模型，其他三类模型在一定程度上都考虑了不确定性，研究较多的是随机模型和鲁棒模型。尽管随机规划为设施选址提供了较好的方法，但也存在一定的弊端，即对不确定参数的概率分布的依赖性比较强，而对于有些不确定参数，人们很难获得精确或近似估计的概率分布，例如设施发生中断。鲁棒优化模型完全不依赖不确定参数的概率分布信息，在一定程度上克服该不足。

目前，尽管基于鲁棒优化对传统的设施选址的研究相对较多，但对于不确定条件下的应急物资配置的鲁棒设施选址问题，研究相对较少，且大多是基于离散鲁棒随机情景优化[73]。基于不确定集合的相关研究则更少，且大多考虑某单一不确定因素，采用较简单的不确定集合，如 Interval，Box，Polyhedron，Ellipsoid 不确定集合，而同时考虑两个不确定因素且两个独立不确定参数以乘积的形式出现的研究几乎没有。国内学者对鲁棒选址建模的研究还处于相对缓慢发展阶段。

本章运用鲁棒离散优化理论，基于传统的设施选址问题，在分别考虑单一不确定因素的基础上，建立了一个新颖的同时含有需求和运输成本乘积不确定性的鲁棒选址模型，引入两个不确定水平参数，调节解的最优性和鲁棒性。然后，在此基础上考虑设施发生中断，但与现有文献[126—129]等假设已知设施发生中断概率不同（提前获取设施中断发生的概率比较困难），本章在文献［112］的基础上，采用 Budget 不确定集合刻画发生中断的设施数目，建立两阶段鲁棒优化设施选址模型，其中设施中断后的决策为第二阶段，且推导出了两阶段混合线性整数规划，并提出了 C&CG 算法求解，最后，以自然灾害频发的四川西北地区的为例，进行了算例分析。虽然本章强调的问题与文献［112］类似，但除了考虑设施中断外，本章还同时考虑需求和运输成本的不确定性，且这两不确定参数在模型中以乘积的形式存在，这是两者最大的不同。本章的内容不仅丰富了应急物资配置的相关研究，同时也进一步拓展了鲁棒优化的应用领域。

5.2 问题描述

本章把一个典型的考虑容量的固定成本的设施选址问题与 p – 中值问题结合，在自然灾害或者突发事件发生前，进行灾前应急物资配置网络的预配置（pre –）。在一系列潜在的应急物资的临时供应点和需求点中，确定最优的选址（x_j）、运输配送方案（y_{ij}），以最小化整个应急物资配送的总成本。该问题为一个长期的战略性决策，这就需要充分考虑各种不确定性，得出一个更合理和稳健的配置方案。这是一个长期战略决策，设施一旦建立开放，在短期不可能改变。

5.2.1 符号和参数

本章不考虑设施库存持有成本，服务是同质的，各设施选址点一次性供应顾客需求。设：$i \in I$，$i = 1, \cdots, n$ 为需求顾客的集合；$j \in J$，$j = 1, \cdots, m$ 为候选设施集合；d_i 为顾客 i 的需求量，在这里不明确阐述具体的应急物资种类，如饮用水、药品、帐篷和食物等，这里的需求是指饮用水、药品、帐篷和食物等的组合单位；f_j 为开放 j 设施的固定成本；h_j 为设施 j 的容量限制；c_{ij} 为设施 j 供应顾客 i 的单位运输成本；y_{ij} 为设施 j 供应顾客 i 的需求的比例，若 $y_{ij} = 1$，则顾客 i 的所有需求全部来自设施 j 供应；如果决定开放（新建）设施 j，$x_j = 1$，否则，$x_j = 0$。

5.2.2 确定模型

基于上面的符号和参数说明，名义模型（即确定模型，DM）为

$$(\text{DM}): \min \sum_{j=1}^{m} f_j x_j + \sum_{i=1}^{n} \sum_{j=1}^{m} c_{ij} d_i y_{ij} \tag{5.1}$$

$$\text{s. t.} \quad \sum_{j=1}^{m} y_{ij} = 1 \qquad \forall i \in I \tag{5.2}$$

$$\sum_{i=1}^{n} d_i y_{ij} \leq h_j \qquad \forall j \in J \tag{5.3}$$

$$y_{ij} \leq x_j \qquad \forall i \in I, j \in J \tag{5.4}$$

$$x_j \in \{0,1\}, \ 0 \leqslant y_{ij} \leqslant 1 \qquad \forall i \in I, \ j \in J \qquad (5.5)$$

该名义模型为一个典型的有容量限制的固定建设成本的设施选址问题的变式。式（5.1）为最小化总成本，包括建立设施的固定成本和运输成本；约束式（5.2）表示每个顾客的需求都要满足；约束式（5.3）确保设施的库存限制能力；约束式（5.4）为连接约束，说明只有已开放的设施才能够提供需求；约束式（5.5）为0—1整数和非负变量。

5.3　考虑不确定需求和成本的鲁棒模型

目前，物流运输网络中存在诸多的不确定因素，如需求、成本、风险、运输时间等，导致无法获取不确定参数的准确信息或者精确的概率分布。本章在传统选址模型基础上，建立鲁棒选址模型。由于在实际中很难准确地获得 d_i 和 c_{ij} 的准确数据或不确定参数的概率分布，本章考虑顾客需求 d_i 和运输成本 c_{ij} 存在不确定性，假设顾客需求和运输成本并没有直接的影响，即两者相互独立。

在鲁棒选址问题中，顾客需求为 $\tilde{d}_i$，且 $\tilde{d}_i \subseteq [d_i - a_i u_i, d_i + a_i u_i]$，$d_i$ 为名义模型中的顾客需求，a_i 为需求的扰动量，其不确定集为 $U = \left\{ \boldsymbol{u} : \sum_{i=1}^{n} u_i \leqslant \Gamma_u, \forall i = 1, 2, \cdots, n, 0 \leqslant u_i \leqslant 1 \right\}$；单位运输成本为 $\tilde{c}_{ij}$，且 $\tilde{c}_{ij} \subseteq [c_{ij} - b_{ij} v_{ij}, c_{ij} + b_{ij} v_{ij}]$，$c_{ij}$ 为名义模型中的单位运输成本，b_{ij} 为运输成本的扰动量，其不确定集合为 $V = \left\{ \boldsymbol{v} : \sum_{i=1}^{n} v_{ij} \leqslant \Gamma_{vj}, \forall j = 1, 2, \cdots, m, 0 \leqslant v_{ij} \leqslant 1 \right\}$，其中 Γ_u、Γ_{vj} 分别表示顾客需求和单位运输成本的不确定集合的不确定预算水平，用来客观衡量约束条件的保守程度，体现决策者的风险偏好程度：Γ_u、Γ_{vj} 的数值越大，决策者的风险厌恶程度越高。

基于需求和运输成本的不确定性，接下来先讨论单一不确定因素的设施选址问题，然后给出同时考虑两个不确定因素的选址模型。

5.3.1 基于运输成本不确定性的鲁棒设施选址模型

若仅考虑单位运输成本 $\tilde{c}_{ij}$ 存在不确定性，由于约束条件中不含 $\tilde{c}_{ij}$，则鲁棒模型仅目标函数（5.6）发生变化，鲁棒选址模型记为 $\mathrm{RM_{tc}}$。

$$(\mathrm{RM_{tc}}): \quad \min \sum_{j=1}^{m} f_j x_j + \max_{v \in V} \sum_{i=1}^{n} \sum_{j=1}^{m} (c_{ij} + b_{ij} v_{ij}) d_i y_{ij} \tag{5.6}$$

$$\text{s. t.} \quad \sum_{j=1}^{m} y_{ij} = 1 \qquad\qquad \forall i \in I$$

$$\sum_{i=1}^{n} d_i y_{ij} \leqslant h_j \qquad\qquad \forall i \in J$$

$$y_{ij} \leqslant x_j \qquad\qquad \forall i \in I, j \in J$$

$$x_j \in \{0,1\}, \ 0 \leqslant y_{ij} \leqslant 1 \qquad\qquad \forall i \in I, j \in J$$

命题 5.1 鲁棒选址问题（5.6）与混合线性整数规划问题（5.7）~（5.10）等价。

$$\min \sum_{j=1}^{m} f_j x_j + \sum_{j=1}^{m} \sum_{i=1}^{n} c_{ij} d_i y_{ij} + t \tag{5.7}$$

$$\text{s. t.} \quad \sum_{j=1}^{m} y_{ij} = 1 \qquad\qquad \forall i \in I$$

$$\sum_{i=1}^{n} d_i y_{ij} \leqslant h_j \qquad\qquad \forall j \in J$$

$$y_{ij} \leqslant x_j \qquad\qquad \forall i \in I, j \in J$$

$$t \geqslant \sum_{j=1}^{m} \sum_{i=1}^{n} \theta_{ij} + \sum_{j=1}^{m} \beta_j \Gamma_{vj} \tag{5.8}$$

$$\theta_{ij} + \beta_j \geqslant b_{ij} d_i y_{ij} \qquad\qquad \forall i \in I, j \in J \tag{5.9}$$

$$t, \ \theta_{ij}, \ \beta_j \geqslant 0 \qquad\qquad \forall i \in I, j \in J \tag{5.10}$$

$$x_j \in \{0,1\}, \ 0 \leqslant y_{ij} \leqslant 1 \qquad\qquad \forall i \in I, j \in J$$

证明： 由于式（5.6）中含有最大化问题 $\max_{v \in V} \sum_{i=1}^{n} \sum_{j=1}^{m} b_{ij} v_{ij} d_i y_{ij}$，又由于不确定集合 V，所以可将内层最大化问题重新表述为

$$\max_{v} \sum_{j=1}^{m} \sum_{i=1}^{n} \theta_{ij} + \sum_{j=1}^{m} \beta_j \Gamma_{vj} \tag{5.11}$$

$$\text{s. t} \quad \sum_{i=1}^{n} v_{ij} \leqslant \Gamma_{vj} \qquad\qquad \forall j \in J \tag{5.12}$$

$$v_{ij} \leqslant 1 \qquad\qquad j \in J \qquad\qquad (5.13)$$

$$v_{ij} \geqslant 0 \qquad\qquad \forall i \in I,\, j \in J \qquad\qquad (5.14)$$

根据强对偶性，分别引入对偶变量 β_j 和 θ_{ij}，得到对偶问题：

$$\min_{\theta,\beta} \sum_{i=1}^{n}\sum_{j=1}^{m} b_{ij} v_{ij} d_i y_{ij} \qquad\qquad (5.15)$$

$$\text{s.t.}\quad \theta_{ij} + \beta_j \geqslant b_{ij} d_i y_{ij} \qquad\qquad \forall i \in I,\, j \in J \qquad\qquad (5.16)$$

$$\theta_{ij},\beta_j \geqslant 0 \qquad\qquad \forall i \in I,\, j \in J \qquad\qquad (5.17)$$

因此，将内层最大化问题转化为最小化问题，引入辅助变量 t，可得到问题（5.11）~（5.14），即命题 5.1。

5.3.2　基于需求不确定性的鲁棒设施选址模型

若仅考虑顾客需求 $\tilde{d}_i$ 存在不确定性，由于约束条件中仅约束式（5.3）含有 $\tilde{d}_i$，则鲁棒模型目标函数和约束均发生变化，约束式（5.3）为不确定需求限制，此模型记为 $\mathrm{RM_d}$。

$$(\mathrm{RM_d}): \quad \min \sum_{j=1}^{m} f_j x_j + \max_{u \in U} \sum_{i=1}^{n}\sum_{j=1}^{m} c_{ij}(d_i + a_i u_i) y_{ij} \qquad\qquad (5.18)$$

$$\text{s.t.}\quad \max_{u \in U} \sum_{i=1}^{n} (d_i + a_i u_i) y_{ij} \leqslant h_j \qquad\qquad \forall j \in J \qquad\qquad (5.19)$$

$$\sum_{j=1}^{m} y_{ij} = 1 \qquad\qquad \forall i \in I$$

$$y_{ij} \leqslant x_j \qquad\qquad \forall i \in I,\, j \in J$$

$$x_j \in \{0,1\},\, 0 \leqslant y_{ij} \leqslant 1 \qquad\qquad \forall i \in I,\, j \in J$$

命题 5.2　鲁棒约束式（5.19）与问题（5.21）~（5.23）等价。

证明： 对于给定某 y，由于顾客需求为 $\tilde{d}_i$ 不确定，易知，约束式（5.19）等价于问题（5.20）。

$$\sum_{i=1}^{n} \tilde{d}_i y_{ij} = \sum_{i=1}^{n} d_i y_{ij} + \max_{u \in U} \sum_{i=1}^{n} a_i u_i y_{ij} \leqslant h_j \qquad\qquad \forall j \in J \qquad\qquad (5.20)$$

$$\sum_{i=1}^{n} v_{ij} \leqslant \varGamma_{vj} \qquad\qquad \forall j \in J$$

$$v_{ij} \leqslant 1 \qquad\qquad \forall j \in J$$

$$v_{ij} \geqslant 0 \qquad\qquad \forall i \in I,\, j \in J$$

由于 $\sum d_i y_{ij}$ 不受不确定性的影响，又由于约束（5.19）中含有最大化，分别引入对偶变量 θ_u^1 和 ρ_i^1，根据强对偶原理，将内层最大化问题转化为最小化问题，因此问题（5.19）和（5.21）~（5.23）等价。故证之。

$$\sum_{i=1}^{n} d_i y_{ij} + \sum_{i=1}^{n} \rho_i^1 + \Gamma_u \theta_u^1 \leq h_j \qquad \forall j \in J \qquad (5.21)$$

$$\rho_i^1 + \theta_u^1 \geq a_i y_{ij} \qquad \forall i \in I \quad j \in J \qquad (5.22)$$

$$\rho_i^1, \theta_u^1 \geq 0 \qquad \forall i \in I \qquad (5.23)$$

命题 5.3 鲁棒选址问题（5.18）与混合线性整数规划问题（5.24）~（5.27）等价。

$$\min \sum_{j=1}^{m} f_j x_j + \sum_{j=1}^{m} \sum_{i=1}^{n} c_{ij} d_i y_{ij} + t \qquad (5.24)$$

$$\text{s. t.} \quad t \geq \sum_{i=1}^{n} \alpha_i + \Gamma_u \gamma \qquad (5.25)$$

$$\alpha_i + \gamma \geq a_i c_{ij} y_{ij} \qquad \forall i \in I, j \in J \qquad (5.26)$$

$$t, \alpha_i, \gamma \geq 0 \qquad \forall i \in I, j \in J \qquad (5.27)$$

$$\sum_{i=1}^{n} v_{ij} \leq \Gamma_{vj} \qquad \forall j \in J$$

$$v_{ij} \leq 1 \qquad \forall j \in J$$

$$\sum_{i=1}^{n} d_i y_{ij} + \sum_{i=1}^{n} \rho_i^1 + \Gamma_u \theta_u^1 \leq h_j \qquad \forall j \in J$$

$$\rho_i^1 + \theta_u^1 \geq a_i y_{ij} \qquad \forall i \in I, j \in J$$

$$\rho_i^1, \theta_u^1 \geq 0 \qquad \forall i \in I$$

$$v_{ij} \geq 0 \qquad \forall i \in I, j \in J$$

证明： 此时目标函数和约束中均存在不确定需求参数。对于目标函数中含有不确定需求的最大化问题，可按照命题 5.1 的处理方式，进行等价转换。对于约束式中的不确定需求参数，参考命题 5.2。结合两部分，易得到鲁棒选址问题（5.18）与混合线性整数问题（5.24）~（5.27）等价。

综合命题 5.2 和命题 5.3，除了目标函数中存在不确定性外，约束式（5.3）或（5.19）中也含有不确定需求，命题 5.2 给出了含有不确定需求的约束（5.19）的等价形式，相比之前的确定约束（5.3），约束式（5.21）~（5.23）明显被加强，这使得鲁棒选址问题 RM_d 更为保守，这在一定程度上也体现出需求的不确定性对模型有更大的影响，与鲁棒选址模型 RM_{tc} 相比，这在算例分析中也可以看出，具体可参见图 5.2、图 5.3、表 5.4 和表 5.5。

5.3.3 基于运输成本和需求不确定性的鲁棒设施选址模型

在 5.3.1 节和 5.3.2 节分别考虑单一不确定因素的基础上，接下来考虑顾客需求 $\tilde{d}_i$ 和运输成本 $\tilde{c}_{ij}$ 同时存在不确定性，则鲁棒设施选址决策模型记作 RM_{both}。

$$(RM_{both}): \quad \min \sum_{j=1}^{m} f_j x_j + \max_{u \in U, v \in V} \sum_{i=1}^{n} \sum_{j=1}^{m} \tilde{c}_{ij} \tilde{d}_i y_{ij} \tag{5.28}$$

$$\text{s. t.} \quad \sum_{j=1}^{m} y_{ij} = 1 \qquad\qquad \forall i \in I$$

$$y_{ij} \leqslant x_j \qquad\qquad \forall i \in I, j \in J$$

$$t \geqslant \sum_{j=1}^{m} \sum_{i=1}^{n} \theta_{ij} + \sum_{j=1}^{m} \beta_j \Gamma_{vj}$$

$$\max_{u \in U} \sum_{i=1}^{n} (d_i + a_i u_i) y_{ij} \leqslant h_j \qquad \forall j \in J$$

$$x_j \in \{0,1\}, 0 \leqslant y_{ij} \leqslant 1 \qquad \forall i \in I, j \in J$$

由于顾客需求和运输成本同时不确定，且问题（5.28）中的需求与运输成本以乘积的形式存在，这在一定程度上增加了模型的难度。易知，问题（5.28）为非凸的双层非线性规划模型，但由于不确定集合均为 Box 不确定集，此问题可转化为单层混合线性整数规划问题。顾客需求 $\tilde{d}_i$ 和单位运输成本 $\tilde{c}_{ij}$ 分别包含于一个对称的有界闭区间，引入辅助变量 t。

$$t \geqslant \max_{u \in U, v \in V} \sum_{i=1}^{n} \sum_{j=1}^{m} \tilde{c}_{ij} \tilde{d}_i y_{ij} \sum_{i=1}^{n} \sum_{j=1}^{m} c_{ij} d_i y_{ij} +$$

$$\max_{u \in U, v \in V} \sum_{i=1}^{n} \sum_{j=1}^{m} (c_{ij} a_i u_i + b_{ij} v_{ij} d_i + a_i b_{ij} u_i v_{ij}) y_{ij} \tag{5.29}$$

对于任意固定的 y_{ij} 值，$\sum_{i=1}^{n} \sum_{j=1}^{m} c_{ij} d_i y_{ij}$ 为名义问题的总运输成本，故式（5.29）等价于固定总运输成本加上后半部分的最大化问题，其关键是后半部分的最大化问题，所以，引入辅助决策变量 w_{ij}，将非线性表达式线性化，不妨

令 $w_{ij} = u_i v_{ij}$，由于 $0 \leqslant u_i \leqslant 1$，则式（5.29）可重新表达为

$$\max_{u,v,w} \sum_{i=1}^{n} \sum_{j=1}^{m} (c_{ij} a_i u_i + b_{ij} v_{ij} d_i + a_i b_{ij} w_{ij}) y_{ij} \tag{5.30}$$

$$\text{s. t.} \quad u_i \leqslant 1 \qquad \forall i \in I \tag{5.31}$$

$$v_{ij} \leqslant 1 \qquad \forall i \in I, j \in J \tag{5.32}$$

$$-u_i + w_{ij} \leqslant 0 \qquad \forall i \in I, j \in J \tag{5.33}$$

$$-v_{ij} + w_{ij} \leqslant 0, \qquad \forall i \in I, j \in J \tag{5.34}$$

$$\sum_{i=1}^{n} u_i \leqslant \Gamma_u \tag{5.35}$$

$$\sum_{i=1}^{n} v_{ij} \leqslant \Gamma_{vj} \qquad \forall i \in I, j \in J \tag{5.36}$$

$$u_i, v_{ij}, w_{ij} \geqslant 0 \qquad \forall i \in I, j \in J \tag{5.37}$$

命题 5.4 对于固定的分配 $y_{ij} \in [0,1]$，则任意给定整数 Γ_u 和 Γ_{vj}，问题（5.30）~（5.37）的最优解 (u^*, v^*, w^*) 也为整数。

证明： 要想证明命题 5.4 成立，只需证明约束条件的矩阵具有完全幺模性，这个概念与第 3 和第 4 章中的类似。约束式（5.31）~（5.36）的矩阵表达形式如下：

$$\begin{bmatrix} \boldsymbol{I}_n & 0 & 0 \\ 0 & \boldsymbol{I}_{nm} & 0 \\ \boldsymbol{A}_{nm} & 0 & \boldsymbol{I}_{nm} \\ 0 & -\boldsymbol{I}_{nm} & \boldsymbol{I}_{nm} \\ \boldsymbol{1}_n^T & 0 & 0 \\ 0 & \boldsymbol{E}_{nm} & 0 \end{bmatrix} \begin{bmatrix} \boldsymbol{u} \\ \boldsymbol{v} \\ \boldsymbol{w} \end{bmatrix} = \begin{bmatrix} \boldsymbol{1}_n \\ \boldsymbol{1}_{nm} \\ \boldsymbol{0}_{nm} \\ \boldsymbol{0}_{nm} \\ \Gamma_u \\ \Gamma_v \end{bmatrix} \tag{5.38}$$

其中，$nm = n \times m$，$\boldsymbol{I}_n$ 表示 $n \times n$ 的单位矩阵，$\boldsymbol{1}_n$ 表示元素都为 1 的 $n \times 1$ 的向量，$\boldsymbol{0}_{nm}$ 表示元素都为 0 的 $nm \times 1$ 的向量，矩阵 $\boldsymbol{A}_{nm}$ 为主对角元素为 $n \times n$ 的方阵（元素均为 -1），$\boldsymbol{E}_{nm} = [\boldsymbol{1}_n, \boldsymbol{1}_n, \cdots, \boldsymbol{1}_n]$。

根据文献 [176]，任取约束矩阵的一组行向量，将行向量分成两个部分，如果第一部分行向量的和减去第二部分行向量的和后对应的列向量的元素只有 0、-1、1，则约束矩阵是完全幺模的。即对于任意的一组行向量，如果每个行向量乘以 1 或者 -1 后相加对应的列元素只有 0、-1、1，则约束矩阵是完全幺模的。考虑式（5.38）所示的约束矩阵，将分块矩阵

中的第三行乘以 −1 加上第四行，则对应的列向量的元素只有 0、−1、1。同理，可进一步将行向量乘以 1 或者 −1 相加后使得对应的列向量的元素只有 0、−1、1，则约束矩阵是完全幺模的，即对于任意给定的整数 Γ_u 和 Γ_{vj}，问题（5.30）~（5.37）的解也为整数。由于 $0 \leqslant u$、v、$w \leqslant 1$，所以实际上最优解在 0 或 1 处取得。故证之。

命题 5.4 从理论上分析的问题（5.30）~（5.37）的最优解仅在由约束式（5.31）~（5.37）组成的多面体的顶点取得。

由于问题（5.30）~（5.37）的最优目标为总成本最小化，根据强对偶性，以 u_i、v_{ij}、w_{ij} 为决策变量，对于约束式（5.31）~（5.37），分别引入对偶变量 α_i、θ_{ij}、h_{ij}、π_{ij}、γ、β_j，则模型（5.30）~（5.37）的对偶问题为

$$\min \Gamma_u \gamma + \sum_{j=1}^{m} \Gamma_{vj} \beta_j + \sum_{i=1}^{n} \alpha_i + \sum_{i=1}^{n} \sum_{j=1}^{m} \theta_{ij} \tag{5.39}$$

$$\text{s. t.} \quad -\sum_{j=1}^{m} h_{ij} + \gamma + \alpha_i \geqslant \sum_{j=1}^{m} c_{ij} a_i y_{ij} \qquad \forall i \in I \tag{5.40}$$

$$-\pi_{ij} + \beta_j + \theta_{ij} \geqslant b_{ij} d_i y_{ij} \qquad \forall i \in I, j \in J \tag{5.41}$$

$$h_{ij} + \pi_{ij} \geqslant b_{ij} a_i y_{ij} \qquad \forall i \in I, j \in J \tag{5.42}$$

$$h_{ij}, \pi_{ij}, \gamma, \beta_j, \alpha_i, \theta_{ij} \geqslant 0 \qquad \forall i \in I, j \in J \tag{5.43}$$

命题 5.5　鲁棒选址问题（5.28）与混合线性整数规划问题（5.44）等价。

证明：结合命题 5.1 和 5.2 的证明过程，加上问题（5.30）~（5.37）的等价转化，易得出命题 5.5 的结论，在这里不再重复陈述。

因此，将非凸的双层线性规划模型（5.28）转化为易求解的单层混合线性整数规划问题（5.44），且在多项式时间内易求解，可以调用目前现有的数学求解器（如 CPLEX、GUROBI、GAMS）求解。

$$\min \sum_{j=1}^{m} f_j x_j + \sum_{i=1}^{n} \sum_{j=1}^{m} c_{ij} d_i y_{ij} + \Gamma_u \gamma + \sum_{j=1}^{m} \Gamma_{vj} \beta_j + \sum_{i=1}^{n} \alpha_i + \sum_{i=1}^{n} \sum_{j=1}^{m} \theta_{ij}$$
$$\tag{5.44}$$

s. t.　（5.2），（5.4），（5.5），（5.40）~（5.43）。

命题 5.6　当 $\Gamma_u = \Gamma_{vj} = 0$ 时，RM_{both} 等价于 DM；当 $\Gamma_u = 0$ 时，RM_{both} 等价于 RM_{tc}；当 $\Gamma_{vj} = 0$ 时，RM_{both} 等价于 RM_{d}。

证明：在考虑单一和两种不确定因素模型基础上，根据不确定集合 U 和 V 的定义，易解释命题 5.6。当不确定预算水平 $\Gamma_u = \Gamma_{vj} = 0$ 时，此时 $u_i = v_{ij} = 0$，需求和运输成本均为确定的，故等价于 DM。类似地，当 $\Gamma_u = 0$ 或 $\Gamma_{vj} = 0$ 时，则 $u_i = 0$ 或 $v_{ij} = 0$，此时仅有运输成本不确定或者需求不确定，所以 RM_{both} 等价于 RM_{tc} 或 RM_d。

命题 5.6 给出了各个模型之间的等价关系，有助于分析各个不确定因素对模型的影响。

5.4　考虑设施中断的两阶段鲁棒模型

5.4.1　数学模型

在选址的过程中，可能由于人为蓄意破坏或者自然灾害的原因，会导致某些设施发生中断，全部丧失其提供服务的功能。在正常情况下，由这些中断设施提供服务的顾客，需要重新选择新的供应点和分配。除了应急需求和运输成本的不确定性，本章还考虑了设施发生中断的不确定性，5.3 节的设施选址模型为正常情况下的决策，与之相对的是设施发生中断情景下的决策。目前考虑设施发生中断的大部分文献，都假设已知设施发生中断的概率，但实际情景中，人们很难得到设施发生中断的概率分布。与这些文献中刻画中断的思路不同，本章引入 0—1 变量 z_j 描述设施 j 的状态。如果 $z_j = 1$，则表明设施 j 发生中断；如果 $z_j = 0$，则表明设施 j 正常。利用一个特殊的 Budget 不确定集合 Z 刻画设施发生设施中断的状态，其中 k 控制发生中断设施的最大数目，显然，如果 $k = 0$，则此时模型等价于正常情况下的模型。这种方法的优势在于完全不依赖设施中断相关参数的概率分布信息，不需要知道设施发生中断的概率，只关心设施发生中断的状态和个数，这也正是鲁棒优化的思想。对于不确定集合中的任何的实现值，在一定的不确定水平下，鲁棒解均可行。

$$Z = \left\{ z : \sum_{j \in J} z_j \leq k, z_j \in \{0,1\} \right\}$$

对于设施发生中断情况下，需求和运输成本仍然存在不确定性，这也是与 An 等 （2014）[112] 最大的不同。与前面一样，本节仍然借助 Budget 不确定集合刻画不确定需求和运输成本，此时需求和运输成本的不确定程度与 5.3 节的可能不同，因此考虑新的参数和符号，$\tilde{d}_i'$ 表示中断情况下不确定需求，$\tilde{c}_{ij}'$ 表示中断情况下的运输成本，类似地，不确定需求 $\tilde{d}_i' \subseteq [d_i' - a_i'u_i', d_i' + a_i'u_i']$，不确定运输成本 $\tilde{c}_{ij}' \subseteq [c_{ij}' - b_{ij}'v_{ij}', c_{ij}' + b_{ij}'v_{ij}']$。其不确定集合分别为

$$U' = \left\{ u' : \sum_{i \in I} u_i' \leqslant \Gamma_u', 0 \leqslant u_i' \leqslant 1, \forall i \in I \right\}$$

和

$$V' = \left\{ v' : \sum_{i \in I} v_{ij}' \leqslant \Gamma_{vj}', 0 \leqslant v_{ij}' \leqslant 1, \forall i \in I, j \in J \right\}$$

在 5.3 中，$\Gamma_u(\Gamma_v)$ 为 Budget 不确定参数，在一定程度上体现了决策者的风险偏好和保守程度。如果 $\Gamma_u(\Gamma_v)$ 越大，说明模型越保守，当 $\Gamma_u = \Gamma_v = 0$ 时，此时模型不受不确定性的影响，与确定模型（DM）等价。在中断发生后，人们仍然不知道需求和运输成本如何变化，增加？降低？不变？因为很难去估计这些参数的概率分布。所以，仍然采用鲁棒不确定集合（Γ_u', Γ_v'）来描述需求和运输成本的不确定性。

在本节中，考虑一个没有容量限制的 p - 中值设施选址问题，p 为计划开放的设施的个数。在中断情况下，此时新的决策变量 w_{ij} 表示顾客 i 由设施 j 提供的需求的比例（$w_{ij} \in [0,1]$），决策变量 q_i 表示未被满足的需求的比例，z_j 表示描述设施中断状态的 0—1 变量。基于正常情况下和中断情况下，引入风险测度参数 ρ，$0 \leqslant \rho \leqslant 1$，来权衡正常情况下和中断情况下的成本。$\rho$ 在一定程度上反映了中断程度的影响，ρ 越大，表明设施发生中断的影响程度越大。此外，ρ 也客观体现了在该两阶段鲁棒选址问题中，设施选址的组成结构，即正常情况和中断情况下的比例。

基于上面的描述，同时考虑需求、运输成本和设施发生中断的不确定性，本节提出一个两阶段鲁棒选址模型，其中第二阶段决策为中断情况下的选址，具体表示为

$$(2 - \text{RPLP}): \quad \text{TC} = (1 - \rho)\text{obj}_1 + \rho\text{obj}_2 \tag{5.45}$$

其中，obj_1 和 obj_2 分别表示正常情况下和中断情况下的成本。

$$\text{obj}_1 \ = \ \min \sum_{j \in J} f_j x_j \ + \ \max_{e, \tilde{d}} \sum_{i \in I} \sum_{j \in J} \tilde{c}_{ij} \tilde{d}_i y_{ij} \tag{5.46}$$

s. t.
$$y_{ij} \leqslant x_j \qquad\qquad \forall \, i \in I, \, j \in J \tag{5.47}$$

$$\sum_{j \in J} y_{ij} \ = \ 1 \qquad\qquad \forall \, i \in I \tag{5.48}$$

$$\sum_{j \in J} x_j \ = \ p \tag{5.49}$$

$$y_{ij} \geqslant 0, x_j \in \{0,1\} \qquad\qquad \forall \, i \in I, \, j \in J \tag{5.50}$$

对于第二阶段决策：

$$\text{obj}_2 \ = \ \min_{x,y} \max_{e',d',z} \min_{(w,q) \in R(y,z)} \sum_{i \in I} \sum_{j \in J} \tilde{c}_{ij}' \tilde{d}_i' w_{ij} \ + \ \sum_{i \in I} M \tilde{d}_i' q_i \tag{5.51}$$

$$\text{where } z \in Z \ = \ \left\{ z : \sum_{j \in J} z_j \leqslant k, z_j \in \{0,1\} \right\} \tag{5.52}$$

$$R(y,z) = \{w_{ij} \leqslant 1 - z_j\} \qquad\qquad \forall \, i \in I, \, j \in J \tag{5.53}$$

$$w_{ij} \leqslant x_j \qquad\qquad \forall \, i \in I, \, j \in J \tag{5.54}$$

$$\sum_{j \in J} w_{ij} + q_i = 1 \qquad\qquad \forall \, i \in I \tag{5.55}$$

$$w_{ij}, q_i \geqslant 0 \qquad\qquad \forall \, i \in I, \, j \in J \tag{5.56}$$

对两阶段鲁棒模型（2 - RPLP），其目标为最小化加权正常情况（第一阶段）下的成本和设施发生中断情况（第二阶段）下的成本。对于 recourse 阶段，约束式（5.52）表示至多 k 个设施同时发生中断；约束式（5.53）确保只有幸存的设施才能够提供需求服务；约束式（5.54）意味着只有开放的设施才能够提供服务；约束式（5.55）表明为满足部分需求 q_i 需要受到惩罚，在目标函数中，最后一项为对未满足的部分需求的惩罚，M 为惩罚因子，在该模型中设置 M 为 $\max\limits_{i \in I, j \in J} c_{ij}$；约束式（5.56）限制了决策 recourse 阶段决策变量的范围。

显然，对于第一阶段 obj_1 来说，是一个双层的 min - max 优化问题。对于内层最大化问题，可以参考 5.3 节中同时考虑需求和运输成本不确定的情况，根据对偶理论，引入辅助变量将非线性表达式线性化。命题 5.7 给出了最终的混合线性整数规划的等价问题，在这里就不再陈述详细的证明过程。

命题 5.7 第一阶段 obj_1 等价于混合线性整数规划的鲁棒等价问题（5.57）~（5.61）。

证明：该命题的证明推导过程与前面小节中的类似，在这里不再重复阐述。

$$\min \sum_{j \in J} f_j x_j + \Gamma_u \gamma + \sum_{j \in J} \Gamma_{vj} \beta_j + \sum_{i \in I} \alpha_i + \sum_{i \in I} \sum_{j \in J} (\theta_{ij} + c_{ij} d_i y_{ij})$$

$$(5.57)$$

s. t. $(5.47) \sim (5.50)$

$$-\sum_{j \in J} h_{ij} + \gamma + \alpha_i \geqslant \sum_{j \in J} c_{ij} a_i x_{ij} \qquad \forall i \in I \qquad (5.58)$$

$$-\pi_{ij} + \beta_j + \theta_{ij} \geqslant b_{ij} d_i x_{ij} \qquad \forall i \in I, j \in J \qquad (5.59)$$

$$h_{ij} + \pi_{ij} \geqslant b_{ij} a_i x_{ij} \qquad \forall i \in I, j \in J \qquad (5.60)$$

$$h_{ij}, \pi_{ij}, \gamma, \beta_j, \alpha_i, \theta_{ij} \geqslant 0 \qquad \forall i \in I, j \in J \qquad (5.61)$$

对于中断情况下 recourse 问题，obj_2 为一个更为复杂的问题，它是一个三层 min – max – min 优化问题。对于中间的 max，仍然采用之前的技巧，利用线性化和对偶理论来等价转化；对于最内层的 min，要注意到决策变量 w_{ij}、q_i 为连续变量。因此，利用对偶理论，将最内层的 min 转化为 max 问题，引入对偶变量 ξ_{ij}、ϕ_{ij}，则最内层问题可等价为

$$\max \sum_{i \in I} \sum_{j \in J} (1 - z_j) \xi_{ij} + \sum_{i \in I} \sum_{j \in J} x_j \phi_{ij} + \sum_{i \in I} s_i \qquad (5.62)$$

s. t. $\quad \xi_{ij} + \phi_{ij} + s_i \leqslant \tilde{c}'_{ij} \tilde{d}'_i \qquad \forall i \in I, j \in J \qquad (w_{ij}) \quad (5.63)$

$$s_i \leqslant M \tilde{d}'_i \qquad \forall i \in I \qquad (q_i) \quad (5.64)$$

$$\xi_{ij}, \phi_{ij} \leqslant 0 \qquad \forall i \in I, j \in J \qquad (5.65)$$

注意，问题 $(5.62) \sim (5.65)$，含有不确定需求和不确定运输成本，与命题 5.2 和命题 5.5 类似，将鲁棒约束式 (5.62) 和 (5.63) 转化为易求解处理的鲁棒等价形式，在这里同样不再阐述细节。此时，第二阶段问题 obj_2 变成一个 $\min\limits_{x,y} \max\limits_{u \in U', v \in V', \xi_{ij}, \phi_{ij}}$。由于 max 问题中含有 0—1 变量 z_j，因此，不能直接采用前面的技巧（对偶理论），重新将内层 max 问题转化为 min。所以，对于 min – max 鲁棒问题，现有的数学求解器（如 CPLEX）不能直接求解。综上，将不确定集合中的约束展开到约束中，得到新的 min – max 第二阶段问题 $(5.66) \sim (5.79)$。

$$\mathrm{obj}_2 = \max \sum_{i \in I} \sum_{j \in J} (\xi_{ij} - \delta_{ij}) + \sum_{i \in I} \sum_{j \in J} x_j \phi_{ij} + \sum_{i \in I} s_i \qquad (5.66)$$

s. t $\quad -u'_i + \zeta_{ij} \leqslant 0 \qquad \forall i \in I, j \in J \qquad (5.67)$

$$-v'_{ij} + \zeta_{ij} \leqslant 0 \qquad \forall i \in I, j \in J \qquad (5.68)$$

$$\sum_{i \in I} u'_i \leq \Gamma'_u \tag{5.69}$$

$$\sum_{i \in I} v'_{ij} \leq \Gamma'_{vj} \qquad \forall j \in J \tag{5.70}$$

$$0 \leq u'_i \leq 1 \qquad \forall i \in I \tag{5.71}$$

$$0 \leq v'_{ij} \leq 1 \qquad \forall i \in I, j \in J \tag{5.72}$$

$$\sum_{j \in J} z_j \leq k \tag{5.73}$$

$$\xi_{ij} + \phi_{ij} + s_i \leq c'_{ij} d'_i + c'_{ij} a'_i u'_i + b'_{ij} d'_i v'_{ij} + b'_{ij} a'_i \zeta_{ij} \qquad \forall i \in I, j \in J \tag{5.74}$$

$$s_i \leq M(d'_i + a'_i u'_i) \qquad \forall i \in I \tag{5.75}$$

$$\delta_{ij} \leq \xi_{ij} + N(1 - z_j) \qquad \forall i \in I, j \in J \tag{5.76}$$

$$\delta_{ij} \geq \xi_{ij} \qquad \forall i \in I, j \in J \tag{5.77}$$

$$\delta_{ij} \geq -Nz_j \qquad \forall i \in I, j \in J \tag{5.78}$$

$$z_j \in \{0,1\}, \xi_{ij}, \phi_{ij}, \delta_{ij} \leq 0 \qquad \forall i \in I, j \in J \tag{5.79}$$

5.4.2　求解算法

根据命题 5.7 可以得出，第一阶段模型可以等价转化为单一的 min 问题 (5.57)~(5.61)，由于第二阶段问题为一个复杂的双层 min-max 模型，所以，两阶段鲁棒问题为一个 min-max 问题，无法直接采用现有的数学求解器直接求解。对于含有补偿决策的两阶段模型，目前常见的求解方法有样本均值近似、Benders 分解、L-Shaped 等方法。第二阶段子问题中含有整数变量，这就给 Benders 分解或者 L-Shaped 方法带来了挑战，这也是 Benders 分解算法的不足之处。基于列生成算法和文献［177］中的列与约束生成算法，本章针对 min-max 双层优化模型，提出了 C&CG 算法。

C&CG 算法将原问题分为主问题（MP）和子问题（SP），在本章中的两阶段鲁棒设施选址模型中，第一阶段的决策为主问题 MP，内层的 max 问题为子问题 SP。子问题 SP，即为中断情况下的模型 (5.66)~(5.79)。主问题 MP 可以表示为

$$(MP)\colon \min(1-\rho)\mu + \rho\eta \tag{5.80}$$

$$\text{s.t.} \quad y_{ij} \leq x_j \qquad \forall i \in I, j \in J \tag{5.81}$$

$$\mu \geq f_j x_j + \Gamma_u \gamma + \sum_{j \in J} \Gamma_{vj} \beta_j + \sum_{i \in I} \alpha_i \tag{5.82}$$

$$+ \sum_{i \in I} \sum_{j \in J} (\theta_{ij} + c_{ij} d_i y_{ij}) \tag{5.83}$$

$$\sum_{j \in J} y_{ij} = 1 \qquad \forall i \in I \tag{5.84}$$

$$\sum_{j \in J} x_j \leqslant p \tag{5.85}$$

$$- \sum_{j \in J} h_{ij} + \gamma + \alpha_i \geqslant \sum_{j \in J} c_{ij} a_i y_{ij} \qquad \forall i \in I \tag{5.86}$$

$$- \pi_{ij} + \beta_j + \theta_{ij} \geqslant b_{ij} d_i y_{ij} \qquad \forall i \in I, j \in J \tag{5.87}$$

$$h_{ij} + \pi_{ij} \geqslant b_{ij} a_i y_{ij} \qquad \forall i \in I, j \in J \tag{5.88}$$

$$\eta \geqslant \sum_{i \in I} \sum_{j \in J} \tilde{c}_{ij}'^{i} \tilde{d}_i'^{k} w_{ij}^k + \sum_{i \in I} M \tilde{d}_i^{k} q_i^{k} \tag{5.89}$$

$$w_{ij}^k \leqslant 1 - z_j^k \qquad \forall i \in I, j \in J \tag{5.90}$$

$$w_{ij}^k \leqslant x_j \qquad \forall i \in I, j \in J \tag{5.91}$$

$$\sum_{j \in J} w_{ij}^k + q_i^k = 1 \qquad \forall i \in I \tag{5.92}$$

$$h_{ij}, \pi_{ij}, \gamma, \beta_j, \alpha_i, \theta_{ij}, y_{ij}, w_{ij}^k, q_i^k \geqslant 0 \qquad \forall i \in I, j \in J \tag{5.93}$$

$$x_j \in \{0, 1\} \qquad \forall j \in J \tag{5.94}$$

算法 4（图 5.1）给出了本章的 C&CG 算法的基本流程，与 BD 方法相比，C&CG 算法具有一定的优越性，它并不对子问题及其变量有严格的限制，如必须要求为连续变量、线性规划等。

Algorithm 4 列与约束生成（C&CG）算法

1：**初始化** UB $= +\infty$, LB $= -\infty$, $k = 0$。

2：求解主问题（MP）。

3：得到最优解 μ_{k+1}, y^{k+1}, x^{k+1}, h^{k+1}, π^{k+1}, γ^{k+1}, β^{k+1}, α^{k+1}, θ^{k+1}, η^{k+1}, w^1, …, w^{k+1}, q^1, …, q^{k+1}, 目标值 $\mathrm{MP}_{\mathrm{obj}k+1}$。

4：更新 LB $= \max\{\mathrm{LB}, \mathrm{MP}_{\mathrm{obj}k+1}\}$。

5：y 固定为 y^{k+1}，求解子问题（5.66）～（5.79），得到最优解 $\mathrm{SP}_{\mathrm{obj}k+1}$。

6：更新 UB，UB $= \min\{\mathrm{UB}, (1-\rho)\mu_{k+1} + \rho \cdot \mathrm{SP}_{\mathrm{obj}k+1}\}$。

7：**if then**（UB $-$ LB）$/\mathrm{LB} < \varepsilon$

8：　算法停止，得到最优解。

图 5.1　算法 4

9: **end if**

10: **if then** $(UB - LB)/LB > \varepsilon$

11:　　　利用 z^{k+1}, u'_{k+1}, v_{k+1}, $d'_{k+1} = d' + a'u'_{k+1}$, $c'_{k+1} = c' + b'v'_{k+1}$。添加变量 w^{k+1}, q^{k+1} 和约束（5.95）～（5.99）到主问题中。

12:　　令 $k \leftarrow k+1$，返回步骤 2。

13: **end if**

图 5.1　算法 4（续）

$$\eta \geqslant \sum_{i \in I} \sum_{j \in J} \tilde{c}_{ij}'^{\,k+1} \tilde{d}_i'^{\,k+1} w_{ij}^{k+1} + \sum_{i \in I} M \tilde{d}_i'^{\,k+1} q_i^{k+1} \tag{5.95}$$

$$w_{ij}^{k+1} \leqslant 1 - z_j^{k+1} \qquad\qquad \forall i \in I, \ j \in J \tag{5.96}$$

$$w_{ij}^{k+1} \leqslant x_j \qquad\qquad \forall i \in I, \ j \in J \tag{5.97}$$

$$\sum_{j \in J} w_{ij}^{k+1} + q_i^{k+1} = 1 \qquad\qquad \forall i \in I \tag{5.98}$$

$$w_{ij}^{k+1}, q_i^{k+1} \geqslant 0 \qquad\qquad \forall i \in I, \ j \in J \tag{5.99}$$

5.5　算例分析

四川西北部是地震、泥石流、滑坡等自然灾害发生比较密集的区域，选取龙门山断裂带及其邻区作为地震等自然灾害发生的潜在区域。在该实例中，潜在的受灾点同时也是应急资源临时供应的候选地点，选取出的可能的受灾点理县、汶川、茂县、都江堰、郫县（今为郫都区）、彭州、什邡、绵竹、安县、北川、广汉、中江、三台共 13 个县市，分别标号为 1，2，…，13。根据 2014 年四川省统计年鉴、物价水平以及各地区的人均 GDP，考虑饮用水、食品、药品和帐篷等应急资源，各潜在的受灾点的建设成本和临时供应点的仓库容量见表 5.1。5.4 考虑了设施发生中断的两阶段鲁棒模型，不考虑每个设施容量的限制，即属于无容量限制版本的设施选址问题。应急资源的名义需求和扰动量见表 5.2。各受灾点的名义需求是根据各地区人口密度估计的，扰动量的比例分别为 2%、5%、10%。表 5.2 为需求 5% 的扰动；表 5.3 为根据 Google 地图的路线距离得出的需求点到受灾点的名义运输成本，在该问题中同样考虑运输成本的扰动比例为 5%。在考虑不确定

水平 Γ_{vj} 时，假设相对应各约束的变化幅度相等，即 $\Gamma_{vj}=\Gamma_{v}$，$\Gamma'_{vj}=\Gamma'_{v}$，且不妨设 Γ_{u}、Γ_{v}、Γ'_{u}、Γ'_{v} 均为整数。其他相关参数的设置参考具体分析。

表 5.1　各候选设施的固定成本及容量限制

j	1	2	3	4	5	6	7	8	9	10	11	12	13
f_j	3.06	3.83	4.2	2.75	3.75	3.13	3.97	3.23	1.94	1.36	3.7	1.78	1.36
z_j	1 135	1 207	1 163	1 101	1 250	1 392	1 377	1 097	1 312	1 139	1 347	1 105	1 352

表 5.2　各需求点的名义需求量 d_i 及其扰动量

i	1	2	3	4	5	6	7	8	9	10	11	12	13
d_i	179	267	290	421	569	467	421	348	417	336	435	561	545
a_i	8.95	13.35	14.5	21.05	28.45	23.35	21.05	17.4	20.85	16.8	21.75	28.05	27.25

表 5.3　各需求点到各候选设施的名义运输成本 c_{ij}

(i,j)	1	2	3	4	5	6	7	8	9	10	11	12	13
1	0	57	97	132	161	183	212	230	274	286	209	273	313
2	57	0	40	76	105	127	156	174	219	230	153	213	258
3	97	40	0	116	146	167	196	153	127	117	193	258	216
4	132	76	116	0	34	36	84	103	147	159	81	142	187
5	161	105	146	34	0	24	60	78	123	134	57	117	158
6	183	127	167	36	24	0	32	54	98	109	38	98	156
7	212	156	196	84	60	32	0	27	76	88	25	64	134
8	230	174	153	103	78	54	27	0	48	56	56	78	118
9	274	219	127	147	123	98	76	48	0	13	83	73	82
10	286	230	117	159	134	109	88	56	13	0	94	83	143
11	209	153	193	81	57	38	25	56	83	94	0	65	122
12	273	213	258	142	117	98	64	78	73	83	65	0	49
13	313	258	216	187	158	156	134	118	82	143	122	49	0

5.5.1 基于需求和运输成本不确定性的鲁棒优化模型

5.3 节基于需求和运输成本不确定性的鲁棒选址模型，最终的鲁棒等价问题为混合线性整数规划问题，因此直接可以用数学求解器求解。本章中的模型用 GAMS 编程，并调用 CPLEX 12.7 为求解器，在 Intel i7 2.7 GHz 16G RAM 的环境下进行求解。本部分的模型，利用 GAMS 调用 CPLEX 12.7 求解器，均可在 10 秒内得到最优解。记 Z^D 为名义模型的最优总成本，Z^R 为鲁棒模型的最优总成本，$\alpha = (Z^R - Z^D)/Z^D \times 100\%$ 为在不同不确定水平和扰动比例下的相对鲁棒指标，其在一定程度上可衡量最优解的鲁棒性。根据命题 5.6，当不确定水平 $\Gamma_u = \Gamma_v = 0$ 时，此时鲁棒选址问题 RM_{both} 等价于名义选址模型 DM，$Z^D = 232\,160$；当 $\Gamma_u = 0$ 时，等价于仅考虑运输成本不确定问题 RM_{tc}；当 $\Gamma_v = 0$ 时，等价于仅考虑需求不确定问题 RM_d。图 5.2 为仅考虑需求或运输成本不确定时，总成本随不确定水平参数 Γ_u 或 Γ_v 的变化趋势。结果表明，当不确定水平参数 $\Gamma_v \leq 2$ 时，随着 Γ_v 逐渐增加，最优总成本增加，当 $\Gamma_v \geq 2$ 时，最优总成本趋于不变；然而，对于需求不确定水平参数 Γ_u 的增加，最优总成本持续增加，且总成本明显高于仅考虑不确定运输成本下的最优总成本。因此，这在一定程度上说明，需求的不确定性比运输成本的不确定性对最优的总成本影响大。

当 $\Gamma_u = \Gamma_v = 13$ 时，此时问题为绝对鲁棒选址问题，此时最坏情况下的最优成本为 $Z^R(13,13) = 250\,092$。表 5.4 为在不同不确定水平组合 (Γ_u, Γ_v) 下，需求和运输成本的扰动比例均 5% 时的最优选址总成本，不确定参数组合 (Γ_u, Γ_v) 和总成本变化趋势如图 5.3 所示。根据表 5.4 可知，当需求量的扰动比例为 5% 时，随着不确定水平组合 Γ_u 和 Γ_v 的增加，最小成本非递减，但是增长的幅度不同。当 Γ_u 和 Γ_v 较小时，最优成本增加平缓或保持不变；当 Γ_u 和 Γ_v 较大时，最优总成本增加效果明显，尤其 $Z^R(13,13) = 250\,092$，此时 $\alpha = 0.077\,2$，较之名义模型，最优成本增加 7.72%。同样地发现，当 Γ_v 较小且固定时，随着 Γ_u 的增加，最优总成本增加显著，这说明需求的不确定性对最优总成本的影响较大。同理当 Γ_u 较小且固定时，随着 Γ_v 的增加，最优总成本先逐渐增加后几乎保持不变，

表 5.4　不同（Γ_u，Γ_v）组合下的最优总成本

	0	1	2	3	4	5	6	7	8	9	10	11	12	13
0	2.322	2.343	2.360	2.361	2.361	2.361	2.361	2.361	2.361	2.361	2.361	2.361	2.361	2.361
1	2.338	2.360	2.377	2.378	2.378	2.378	2.378	2.378	2.378	2.378	2.378	2.378	2.378	2.378
2	2.354	2.376	2.393	2.395	2.395	2.395	2.395	2.395	2.395	2.395	2.395	2.395	2.395	2.395
3	2.374	2.396	2.412	2.416	2.416	2.416	2.416	2.416	2.416	2.416	2.416	2.416	2.416	2.416
4	2.391	2.413	2.429	2.434	2.434	2.434	2.434	2.434	2.434	2.434	2.434	2.434	2.434	2.434
5	2.408	2.429	2.445	2.451	2.451	2.451	2.451	2.451	2.451	2.451	2.451	2.451	2.451	2.451
6	2.424	2.447	2.462	2.468	2.468	2.468	2.468	2.468	2.468	2.468	2.468	2.468	2.468	2.468
7	2.438	2.463	2.477	2.483	2.483	2.483	2.483	2.483	2.483	2.483	2.483	2.483	2.483	2.483
8	2.450	2.476	2.490	2.491	2.491	2.491	2.491	2.491	2.491	2.491	2.491	2.491	2.491	2.491
9	2.461	2.483	2.494	2.494	2.494	2.494	2.494	2.494	2.494	2.494	2.494	2.494	2.494	2.494
10	2.464	2.485	2.496	2.496	2.496	2.496	2.496	2.496	2.496	2.496	2.496	2.496	2.496	2.496
11	2.465	2.486	2.498	2.498	2.498	2.498	2.498	2.498	2.498	2.498	2.498	2.498	2.498	2.498
12	2.467	2.488	2.500	2.500	2.500	2.500	2.500	2.500	2.500	2.500	2.500	2.500	2.500	2.500
13	2.468	2.489	2.501	2.501	2.501	2.501	2.501	2.501	2.501	2.501	2.501	2.501	2.501	2.501

这说明运输成本的不确定性对最优解的影响较小，在这里得出与前面同样的结论。所以综合图 5.3 和表 5.4，较之运输成本的不确定性，需求的不确定性对总成本的影响占主导地位。这也比较容易解释，在鲁棒设施选址模型中，运输成本仅出现在目标中，然而需求不仅出现在目标中，某一选址点容量的约束中也存在不确定需求（约束式 5.19），正如命题 5.2 所表述，这在一定程度上加剧需求的不确定性对总成本的影响。换句话说，需求的波动与候选点库存容量的约束有关，这会直接影响到候选点的选择。由于临近点之间的名义运输成本相差不是很大，运输成本对总成本的影响较小。

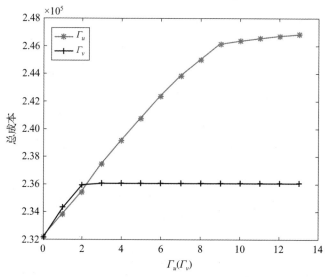

图 5.2 单一不确定因素下最优总成本随 Γ_u 或 Γ_v 变化

对于不同的不确定水平 Γ_u 和 Γ_v 及需求量的扰动比例（2%，5%，10%）的各种组合进行计算，结果见表 5.5，其中运输成本的扰动比例为 5%。由表 5.5 知，随着 Γ_u 和 Γ_v 的增加，模型解的保守性增强，最优总成本增加。当需求的扰动比例相同时，最优总成本随着不确定水平的增加而增加，决策者可根据自己对不确定性的风险偏好程度选择最佳的不确定水平组合 (Γ_u, Γ_v)；当不确定水平组合 (Γ_u, Γ_v) 相同时，随着需求的扰动比例增加，最优总成本也大幅度增加，这意味着不确定程度越大，付出的代价也越大。以 $\Gamma_v = 0$ 为例，不同需求扰动比例下最优总成本随 Γ_u 的变化如图 5.4 所示。表 5.5 中，随着（Γ_u, Γ_v）的增加，α 的值逐渐增加，反映了模型保守性较强，但当需求扰动比例为 10%，且（Γ_u, Γ_v）较大时，$\alpha \leqslant 0.147$，这体现了偏离名义模型最优值的相对比例，同时也反映了模型的鲁棒性较好。由于不确定水平 Γ_u 和 Γ_v 在一定程度上可以衡量决策者的风险偏好和保守性，因此，决策者可根据自己对不确定性的风险偏好程度选择最佳的不确定水平组合和需求扰动比例，使得总成本最小。

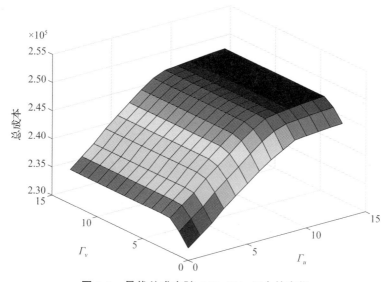

图 5.3　最优总成本随（Γ_u, Γ_v）组合的变化

表 5.5　不同不确定水平及需求量扰动比例组合下的计算结果比较

Γ_u	扰动比例	$\Gamma_v = 0$		$\Gamma_v = 2$		$\Gamma_v = 4$		$\Gamma_v = 6$		$\Gamma_v = 8$	
		Z_R	α	Z_R	α	Z_R	α	Z_R	α	Z_R	α
0	2%	2.322	0	2.360	1.64	2.361	1.68	2.361	1.68	2.361	1.68
	5%	2.322	0	2.360	1.64	2.361	1.68	2.361	1.68	2.361	1.68
	10%	2.322	0	2.360	1.64	2.361	1.68	2.361	1.68	2.361	1.68
2	2%	2.334	0.55	2.373	2.20	2.374	2.26	2.374	2.26	2.374	2.26
	5%	2.354	1.41	2.393	3.07	2.395	3.16	2.395	3.16	2.395	3.16
	10%	2.401	3.40	2.438	5.00	2.444	5.25	2.444	5.25	2.444	5.25

Γ_u	扰动比例	$\Gamma_v=0$		$\Gamma_v=2$		$\Gamma_v=4$		$\Gamma_v=6$		$\Gamma_v=8$	
		Z_R	α	Z_R	α	Z_R	α	Z_R	α	Z_R	α
4	2%	2.345	1.02	2.384	2.68	2.385	2.75	2.385	2.75	2.385	2.75
	5%	2.391	3.01	2.429	4.61	2.434	4.84	2.434	4.84	2.434	4.84
	10%	2.478	6.76	2.512	8.18	2.512	8.18	2.512	8.18	2.512	8.18
6	2%	2.355	1.45	2.394	3.11	2.396	3.21	2.396	3.21	2.396	3.21
	5%	2.424	4.40	2.462	6.06	2.468	6.30	2.468	6.30	2.468	6.30
	10%	2.510	8.13	2.545	9.63	2.545	9.63	2.545	9.63	2.545	9.63
8	2%	2.365	1.85	2.403	3.49	2.406	3.62	2.406	3.62	2.406	3.62
	5%	2.450	5.53	2.490	7.25	2.491	7.31	2.491	7.31	2.491	7.31
	10%	2.534	9.13	2.569	10.67	2.569	10.7	2.569	10.7	2.569	10.7
10	2%	2.371	2.14	2.409	3.75	2.413	3.92	2.413	3.92	2.413	3.92
	5%	2.464	6.12	2.496	7.51	2.496	7.51	2.496	7.51	2.496	7.51
	10%	2.570	10.67	2.606	12.24	2.607	12.3	2.607	12.3	2.607	12.3
12	2%	2.377	2.37	2.414	3.97	2.418	4.17	2.418	4.17	2.418	4.17
	5%	2.467	6.27	2.500	7.67	2.500	7.67	2.500	7.67	2.500	7.67
	10%	2.626	13.12	2.664	14.74	2.664	14.7	2.664	14.7	2.664	14.7

5.5.2 考虑设施中断的两阶段鲁棒优化模型

5.4 节的选址模型为无容量限制的版本，这一点与 5.3 节中的问题不同。在两阶段鲁棒模型中，不仅考虑设施发生中断的不确定性，同时还考虑了设施发生中断前后的需求和运输成本的不确定性。由于这里考虑无容量限制版本的设施选址问题，在约束中不存在容量限制的约束条件，所以在单独分析需求和运输成本的不确定性时，这两者的变化趋势一致。因此，在接下来的分析中，设 $\Gamma_{vj}=\Gamma_v$，$\Gamma'_{vj}=\Gamma'_v$。

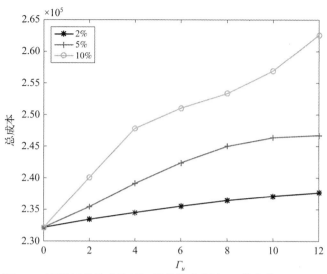

图 5.4　不同需求扰动比例下最优总成本随 Γ_u 的变化（$\Gamma_v = 0$）

由于设施发生中断后，很可能会引起需求和运输成本的变化，但跟正常情况相比，中断后的需求和运输成本是增加、降低，还是基本不变，人们很难准确地预测。考虑到原本正常情况下的需求和运输成本同样不确定，为了简化模型的复杂性，假设中断前后需求和运输成本的不确定参数相同，即 $\Gamma_u = \Gamma_v$，$\Gamma'_u = \Gamma'_v$。接下来设计不同参数下的计算，研究设施中断发生后分别在正常情况、中断情况下总成本随风险参数 ρ 的变化。假设正常情况下，$\Gamma_u = \Gamma_v = 4$，中断发生后有三种状态：不确定性降低，$\Gamma'_u = \Gamma'_v = 1$；不确定性基本保持不变，$\Gamma'_u = \Gamma'_v = 4$；不确定性增加，$\Gamma'_u = \Gamma'_v = 8$。其他参数设置为开放设施的最大个数 p 为 6，中断设施的最大个数 k 为 2，需求和运输成本的扰动比例均为 5%。图 5.5 给出了三种状态下的变化曲线。通过图 5.5 可以发现，在正常情况下，三条成本曲线的在很多地方吻合，这是由于正常情况下的不确定性 $\Gamma_u = \Gamma_v = 4$ 的缘故，且随着 ρ 增加而增加。在中断情况下，成本随着 ρ 变化。中断发生后，当需求和运输成本的不确定程度基本保持不变时，曲线总体上位于其他两种状态之间，且呈现增加、不变、降低、增加等一系列的变化。这是由于中断情况为两阶段鲁棒模型中 recourse 决策，第一阶段正常情况下最优解 x_j、y_{ij} 以及不确定需求和运输成本的实现值共同作用所导致的。由于在第一阶段决策中考虑新开放设施的固定成本 f_j，所以正常情况下的成本整体上高于中断情况下的成本。随着权重 ρ 的增加，中断情况下的成本占较高的比重，因此总成本也呈现出与中断成本类似的趋势。中断后的不确定程度变大，总成本也随之变大。总而言之，设施发生中断后，引起新的不同程度的需求和运输成本的不确定性，对正常情况下的成本、中断情况下的成本和总成本产生较大的影响。

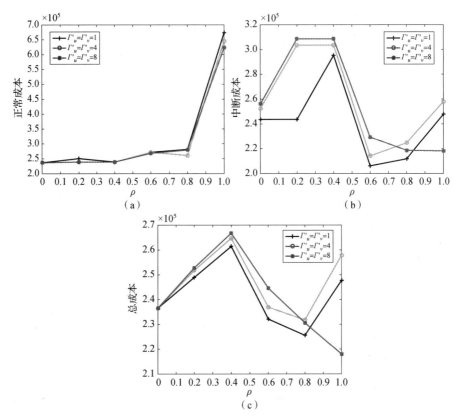

图 5.5 不同 Γ'_u 和 Γ'_v 下成本随 ρ 变化

（a）正常情况下的成本；（b）中断情况下的成本；（c）总成本

当 $\Gamma_u = \Gamma_v = 0$，至多开放 6 个设施，至多 2 个设施发生中断，需求和运输成本的扰动比例均为 5%，权重参数 $\rho = 0.2$，总成本与中断后的不确定水平参数 Γ'_u 或 Γ'_v 的变化关系如图 5.6 所示。由于此时 ρ 为 0.2，中断情况下所占的比重较小，两阶段模型的目标为最小化总成本，所以，中断情况下的成本高于正常情况下的成本。只有这样，才能使得总成本最小。随着 Γ'_u 或 Γ'_v 增加，即中断后需求与成本的不确定性增加，中断情况下的成本与总成本逐渐增加。由于正常情况下为名义问题，即不考虑不确定性，$\Gamma_u = \Gamma_v = 0$，成本基本保持不变。然而，当 $\Gamma'_u = \Gamma'_v \geq 11$ 时，中断情况下的成本急剧下降，这是因为与全部 13 个设施相关的参数，有 11 个偏离其名义值，另外的 2 个发生中断。此时需要增加开放设施的数目来满足 2 个设施中断带来的供给短缺，较正常情况下的成本增加。考虑到此时权重较低，且目标为最小化总成本，因此中断成本下降，固定成本增加，总成本紧跟着增加。由此可见，由于考虑多个不确定性，在决策的过程中，它们之间会发生相互作用，共同主导成本的变化。

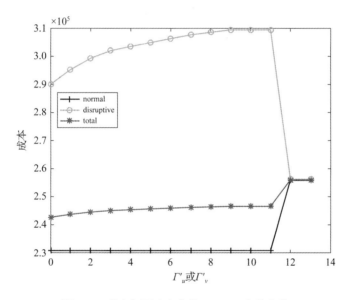

图 5.6　成本与不确定参数 Γ'_u，Γ'_v 变化曲线

表 5.6 给出了不同参数组合下成本、选址点和中断设施的解。当其他参数固定时，随着设施中断个数 k 增加，总成本有所增加；但当固定 ρ 时，此时总成本并没有呈现十分明显的一直增加或减小的趋势，这是因为对于两阶段问题，需求和运输成本的不确定性、权重参数等在相互作用的过程中，相互影响。

表 5.6　不同参数下最优解比较

ρ	p	k	x_j	z_j	TC	normal	disruptive
0.2	5	0	2,6,10,12,13	0	201 983	225 205	109 094
		1	2,5,10,12,13	5	250 948	251 651	248 136
		2	3,6,7,10,13	6,7	269 369	257 955	315 029
		3	2,4,6,10,13	4,6,10	275 932	249 092	383 291
	6	0	2,6,8,10,12,13	0	207 005	236 648	88 430
		1	2,6,7,10,12,13	10	216 448	235 986	138 298
		2	2,4,8,10,12,13	4,8	249 377	249 687	248 136
		3	2,5,9,11,12,13	5,9,11	260 194	248 324	307 677
	7	0	2,4,6,8,10,12,13	0	213 277	248 277	73 277
		1	2,4,6,7,10,12,13	10	222 571	247 573	122 561
		2	2,4,6,7,10,12,13	2,10	231 602	247 573	167 715
		3	2,4,5,6,9,12,13	9,12,13	264 233	264 304	263 949
0.5	5	0	2,6,10,12,13	0	167 150	225 205	109 094
		1	2,6,7,9,12	12	211 224	255 647	166 802
		2	2,6,7,10,12	6,7	262 750	250 933	274 568
		3	2,5,9,12,13	5,9,12	318 312	253 334	383 291
	6	0	2,6,8,10,12,13	0	162 539	236 648	88 430
		1	2,6,7,10,12,13	10	187 142	235 986	138 298
		2	2,6,8,10,11,12	6,12	245 812	270 353	221 272
		3	3,5,8,9,12,13	5,8,9	293 073	263 137	323 009
	7	0	2,4,6,8,10,12,13	0	160 777	248 277	73 277
		1	2,4,6,8,10,12,13	2	183 827	248 277	119 377
		2	2,5,8,9,11,12,13	2,5	221 270	262 756	179 785
		3	2,4,5,6,7,9,13	7,9,13	275 589	287 228	263 949

续表

ρ	p	k	x_j	z_j	TC	normal	disruptive
0.8	5	0	2,6,9,12,13	0	131 005	228 478	106 636
		1	2,5,7,9,13	9	183 371	254 963	165 473
		2	2,5,7,9,11	5,9	283 725	325 035	273 398
		3	2,5,6,9,13	5,6,9	359 256	263 119	383 291
	6	0	2,6,8,10,12,13	0	118 074	236 648	88 430
		1	2,5,7,10,12,13	5	156 927	238 622	136 503
		2	4,6,7,9,12,13	9,12	213 540	274 538	198 291
		3	3,4,9,11,12,13	4,9,11	310 460	260 265	323 009
	7	0	2,5,8,9,11,12,13	0	105 652	262 756	66 377
		1	2,4,6,8,9,12,13	2	145 222	252 991	118 279
		2	2,5,6,7,9,10,13	2,13	215 096	283 759	197 931
		3	3,4,6,7,8,12,13	3,12,13	245 440	302 884	231 079

5.6　小结

　　本章围绕设施选址过程中的多个不确定因素，如需求、运输成本、设施中断等，主要探讨了两个问题：基于需求和运输成本不确定性的单阶段鲁棒设施选址；在前面问题基础上，考虑设施发生中断后的两阶段鲁棒设施选址问题。

　　对于第一个问题，基于传统的名义设施选址模型，在分别考虑设施选址中单一不确定因素（需求和运输成本）的基础上，同时考虑需求和运输成本两个乘积参数的不确定性，引入两个不确定水平参数 Γ_u 和 Γ_v 度量不确定性，建立了一个鲁棒设施选址模型。由于两个不确定参数为乘积形式，使得所建鲁棒模型为非线性模型，这增加了求解模型的难度。本章利用鲁棒优化理论，将非线性表达式线性化处理，最终得出易求解的混合线性整数规划鲁棒等价问题，并通过 GAMS 编程，并调用 CPLEX 实现求解。算例结果表明，较之运输成本的不确定性，需求的不确定性对选址总成本产生较大的影响，且需求扰动比例对选址总成本和选址分配方案有明显的影响。由于鲁棒优化刻画了决策对不确定性波动的控制程度和模型解的保守性，而这些最直接地体现在不确定预算水平参数 Γ_u 和 Γ_v 上。如果决策者偏好风险规避，则选取较大的 Γ_u、Γ_v 值和扰动比例，为选址分配方案的有效可行提供较大的概率保证。相反，如果决策者偏好风险追求，则选取较小的 Γ_u、Γ_v 值和扰动比例，但此时就要承担不确定性可能带来的损失。如果风险中性，则选择一个折中的确定性组合方案。所以，决策者可根据自己对不确定性的风险偏好程度选择最佳的不确定水平组合和需求扰动比例，以获得最优总成本和选址分配方案，同时为相关部门提供建议和决策支持。

第二个问题则在前者的基础上，考虑无容量限制的固定成本的设施选址问题，引入设施中断的不确定性。与以往文献假设设施发生中断的概率已知不同，该问题借助不确定集合刻画设施中断的状态，其优点是完全不依赖设施中断参数的概率分布信息。基于正常情况下和中断情况下，引入权重参数 ρ，提出了一个两阶段鲁棒设施选址模型，第一阶段为正常情况下的选址决策，第二阶段为中断情况下的选址。由于该问题为一个多层的 min – max 问题，不能直接采用目前的数学求解器直接求解，因此提出了高效的 C&CG 求解算法。结果表明，设施中断发生后，不同的设施选址权重组成（ρ），对最优成本和最优的选址分配方案产生较大的影响。由于同时考虑多个不确定因素，再加上两种情况下的决策，因此过程较复杂，并不能跟第一个问题一样，得出不确定因素之间的占优关系。

本章研究的问题还存在一定的不足。例如，本章提出的两阶段鲁棒模型，基于不确定集合刻画设施中断的不确定性，未与目前文献中的随机模型进行比较；本章提出的 C&CG 算法，与其他求解两阶段问题算法（如 Benders 分解、L – Shaped 方法）的比较，也是需要进一步做的工作。另外，如何挖掘需求、运输成本和设施中断三者之间的作用关系，也是需要进一步完善的问题。

第6章 总结与展望

　　由于应急医疗服务过程错综复杂，且存在较多的不确定因素，如急救车辆的可利用性、需求、运输成本、交通状况、中断风险等，这在一定程度上增加了应急医疗服务设施选址决策难度。在某一地理区域，人们不能通过任何科技手段来提前预知应急医疗服务过程中的这些不确定性，如人们不可能提前预测应急请求发生的地点、数量，更不可能获得这些不确定参数的精确的概率分布信息。在优化建模的过程中，如何有效地刻画这些不确定性成为目前研究的主要课题。早期对于 EMS 相关的研究大多为覆盖选址布局模型，具体包括确定覆盖选址问题和概率覆盖选址问题。尽管概率覆盖选址考虑可利用的急救车辆的不确定性，但是并没有考虑其他更多的不确定性，不能够更准确地刻画实际情景，如需求、动态、运输时间、设施中断等。近年来，许多学者侧重研究不确定性下的应急医疗服务网络设计，利用了随机规划和鲁棒优化方法。随机规划和鲁棒优化方法，在建模时各自具有自身的优点，但同样也存在一些不足。虽然随机规划和鲁棒优化均存在一定的不足，但是这并不影响它们在设施选址、网络设计中的广泛运用，尤其在应急医疗服务领域。

　　基于此，本书围绕应急医疗服务过程中的诸多不确定因素，如应急需求、时间依赖的相关参数、设施发生中断风险等，强调应急医疗服务网络设计问题中的设施选址决策优化。基于应急医疗服务设施选址中的诸多不确定性，本书借助随机规划、鲁棒优化和机会约束规划理论，从理论方法、模型和实际应用三个方面，建立了新颖的应急医疗服务设施选址决策的数学模型，设计了有效的求解算法，并基于实际的数据，确定最优的应急医疗服务设施的选址布局、急救车辆的规模、急救车辆的分配以及应急物资的分配等，同时满足最小总成本和既定的覆盖水平。这不仅在一定程度上降低了不确定性带来的风险，提高了应急医疗设施配置效率，同时为相关应急医疗部门提供决策支持。因此，不确定环境下应急医疗服务设施选址决策优化研究，不仅具有重要的理论意义，而且还具有实际的应用前景。

（1）需求不确定情况下应急医疗服务网络设计

考虑到应急需求的不确定性，本书提出了一个单阶段静止的应急服务网络设计问题：在确定模型的基础上，引入机会约束保证需求节点的局部覆盖水平，在保证概率覆盖的同时最小化总成本。对于引入的机会约束，本书分别从随机规划和鲁棒优化两个方面处理机会约束，且最终推导出两阶段混合线性整数规划和二阶锥规划的等价问题。鲁棒优化模型，跟目前文献中采用的简单的 Interval，Box，Polyhedron，Budget 不确定集合不同，基于对不确定参数的分布信息的已知的多少，构建了对称不确定集合与非对称不确定集合，刻画应急需求的不确定性。考虑到机会约束随机规划模型的求解难度，提出了有效的 B&BC 求解算法，并与 CPLEX 12.71 中的 Benders 算法比较。最后，以北爱尔兰局部区域的实际数据验证所提出的模型。结果表明，与随机模型相比，鲁棒模型较保守，但随机模型需要不确定参数的概率分布信息，因此，决策者可根据自己的偏好，选取最佳的覆盖水平参数组合和建模优化方法。

（2）救护车动态选址

同样在考虑应急需求不确定性的背景下，本书将单阶段设施选址问题延伸为多阶段动态选址，且考虑更多实际的因素，如时间依赖的相关参数、急救车辆的重新选址等。与前面部分不同的是，在两阶段机会约束随机规划模型中，机会约束为满足整个 EMS 系统既定的覆盖水平提供了概率保证。采用离散的随机情景刻画不确定的应急需求，将两阶段机会约束随机规划模型转化为大规模的两阶段混合线性整数规划问题，并提出了加强版的 B&BC 求解算法。在此基础上，本书进一步引入了广义的机会约束、机会包络约束（PEC），强调对于所有的机会约束违反的概率 $\eta \in [0,1]$ 水平下覆盖水平包络函数 $\beta(\eta)$，建立了两阶段机会包络约束随机模型，同样得出了两阶段混合线性整数规划问题。但是与机会约束模型相比，PEC 模型的求解更具挑战性，B&BC 算法在求解该问题上存在一定的不足。为解决这个问题，提出了 PEC 的保守的近似估计。算例表明，PEC 近似估计具有较好的效果。与 Xu 等 （2012）[167] 采用的基于分布式鲁棒优化近似估计 PEC 不同，该部分从随机规划的视角，利用离散的随机情景，离散化约束违反的概率 η，等价转化 PEC。此外，本书选取相对的包络函数 $\beta(\eta)$，并强调任意约束违反概率 η 下的覆盖水平的界限，更具有广泛的应用领域。这是首次从随机规划的视角研究概率包络约束问题，并成功运用到应急医疗服务设施选址中。

（3）考虑需求、运输成本和设施中断等不确定性的两阶段鲁棒应急物资配置

本书同时考虑需求、成本和设施中断等不确定因素，提出了一个两阶段鲁棒优化设施选址模型，并应用到灾前应急物资配置。首先基于确定模型，分别考虑单一的需求或成本的不确定性，采用 Budget 不确定集合刻画需求和运输成本的不确定性，提出了鲁棒设施选址模型。在此基础上，同时考虑不确定需求和成本，建立新的鲁棒设施选址模型。由于两不确定参数在目标函数中以乘积的形式存在，这种非线性表达式加大了计算的难度，所以通过等价转化，得到了混合线性规划问题。假设设施可能发生中断，且一旦设施中断，将会丧失其提供服务的功能。现有文献［126 - 129］假设设施发生中断独立或者相关，并假设已知中断概率，但是提前获取设施中断发生的概率非常困难。本书采用 Budget 不确定集合刻画发生设施中断的状态，这样完全不依赖不确定参数的概率分布信息。基于多种不确定性来源（需求、运输成本、设施中断），本书提出了一个两阶段鲁棒优化设施选址模型，其中设施中断情况下的决策为第二阶段，且推导出了两阶段混合线性整数规划，并提出了改进的 C&CG 算法求解；最后，以自然灾害频发的四川西北地区为例，应用到灾前应急物资配置。

尽管本书考虑了应急医疗服务设施选址决策中的各种不确定性，从理论方法、模型创新和实际应用三个方面，提出了新颖的数学模型和有效的求解算法，并结合实际数据验证所提出的模型。然而，由于应急医疗服务设施选址过程错综复杂，在建立模型的过程中，做了一系列的假设。因此，本书所提出的这些数学模型，需要进一步在实际过程中进行实践，并不断地修正和完善。所以，针对本书中的研究，还有几个值得进一步研究和挖掘的方向。

- 为了能够更好地刻画实际情况，在建模的过程中考虑时间相关的

急救车辆的运行时间、时间窗口的车辆路径优化，基于更大样本的历史数据集合，结合核密度估计、机器学习等方法，建立数据驱动的救护车动态选址—路径优化模型。

- 从目前的文献可以看出，随机规划和鲁棒优化方法研究不确定决策问题时，各有优点和不足，然而，建立分布式鲁棒优化设施选址模型，不仅要整合二者的优点，而且要在一定程度上弥补它们的不足。

- 对于考虑设施中断的两阶段鲁棒选址问题，如何挖掘需求、运输成本和设施中断三者之间的作用关系，是需要进一步完善和加强的课题。

总之，本书强调多种不确定性来源下的应急医疗服务设施选址决策优化，从理论方法、模型和实际应用三个方面，提出了两阶段机会约束（机会包络约束）随机规划和鲁棒优化的框架，设计了有效的求解算法，并结合实际中的问题进行了算例分析。尽管做了大量的工作，但由于应急医疗服务错综复杂，仍然有许多问题值得进一步探索和挖掘，这也为后续的研究提供了各种可能性。

参 考 文 献

［1］DASKIN M S. Network and discrete location: models, algorithms, and applications ［M］. John Wiley and Sons, 2011.

［2］SNYDER L V, SHEN Z – J M. Fundamentals of supply chain theory ［M］. John Wiley and Sons, 2011.

［3］HENDERSON S G. Operations research tools for addressing current challenges in emergency medical services ［J］. Wiley Encyclopedia of Operations Research and Management Science, 2011.

［4］ALTAY N, GREEN W G. OR/MS research in disaster operations management ［J］. European Journal of Operational Research, 2006, 175 （1）: 475 –493.

［5］ABDELGAWAD H, ABDULHAI B. Emergency evacuation planning as a network design problem: a critical review ［J］. Transportation Letters, 2009, 1 （1）: 41 –58.

［6］GOLDBERG J B. Operations research models for the deployment of emergency services vehicles ［J］. EMS Management Journal, 2004, 1 （1）: 20 –39.

［7］ABOUELJINANE L, SAHIN E, JEMAI Z. A review on simulation models applied to emergency medical service operations ［J］. Computers and Industrial Engineering, 2013, 66 （4）: 734 –750.

［8］AHMADI – JAVID A, SEYEDI P, SYAM S S. A survey of healthcare facility location ［J］. Computers and Operations Research, 2017, 79: 223 –263.

［9］REUTER – OPPERMANN M, VAN DEN BERG P L, VILE J L. Logistics for emergency medical service systems ［J］. Health Systems, 2017: 1 –22.

［10］BOONMEE C, ARIMURA M, ASADA T. Facility location optimization model for emergency humanitarian logistics [J]. International Journal of Disaster Risk Reduction, 2017, 24: 485 – 498.

[11] BÉLANGER V, RUIZ A, SORIANO P. Recent optimization models and trends in location, relocation, and dispatching of emergency medical vehicles [M]. Elsevier, 2019.

[12] ARINGHIERI R, BRUNI M E, KHODAPARASTI S, et al. Emergency medical services and beyond: Addressing new challenges through a wide literature review [J]. Computers and Operations Research, 2017, 78: 349 – 368.

[13] 朱建明, 黄钧. 应急管理中资源配送鲁棒决策的研究进展 [C]. 中国管理科学学术年会, 2010.

[14] 杜少甫, 谢金贵, 刘作仪. 医疗运作管理: 新兴研究热点及其进展 [J]. 管理科学学报, 2013, 16 (8): 1 – 19.

[15] JIA H, ORDÓÑEZ F, DESSOUKY M. A modeling framework for facility location of medical services for large – scale emergencies [J]. IIE Transactions, 2007, 39 (1): 41 – 55.

[16] LI X, ZHAO Z, ZHU X, et al. Covering models and optimization techniques for emergency response facility location and planning: a review [J]. Mathematical Methods of Operations Research, 2011, 74 (3): 281 – 310.

[17] CAUNHYE A M, NIE X, POKHAREL S. Optimization models in emergency logistics: A literature review [J]. Socio – Economic Planning Sciences, 2012, 46 (1): 4 – 13.

[18] BAAR A, ÇATAY B, ÜNLÜYURT T. A taxonomy for emergency service station location problem [J]. Optimization Letters, 2012, 6 (6): 1147 – 1160.

[19] SNYDER L V. Facility location under uncertainty: a review [J]. IIE Transactions, 2006, 38 (7): 547 – 564.

[20] SNYDER L V, ATAN Z, PENG P, et al. OR/MS models for supply chain disruptions: a review [J]. IIE Transactions, 2016, 48 (2): 89 – 109.

[21] CHURCH R, VELLE C R. The maximal covering location problem [J]. Papers in Regional Science, 1974, 32 (1): 101 – 118.

[22] TOREGAS C, SWAIN R, REVELLE C, et al. The location of emergency service facilities [J]. Operations Research, 1971, 19 (6): 1363 – 1373.

[23] DASKIN M S. A maximum expected covering location model: formulation, properties and heuristic solution [J]. Transportation Science, 1983, 17 (1): 48 – 70.

[24] GENDREAU M, LAPORTE G, SEMET F. Solving an ambulance location model by tabu search [J]. Location Science, 1997, 5 (2): 75 – 88.

[25] SCHILLING D A, JAYARAMAN V, BARKHI R. A review of covering problems in facility location [J]. Location Science, 1993, 1 (1).

[26] FARAHANI R Z, ASGARI N, HEIDARI N, et al. Covering problems in facility location: a review [J]. Computers and Industrial Engineering, 2012, 62 (1): 368 – 407.

[27] REVELLE C. Review, extension and prediction in emergency service siting models [J]. European Journal of Operational Research, 1989, 40 (1): 58 – 69.

[28] DASKIN M S, DEAN L K. Location of health care facilities [M]. Springer US, 2005.

[29] DASKIN M S, STERN E H. A hierarchical objective set covering model for emergency medical service vehicle deployment [J]. Transportation Science, 1981, 15 (2): 137 – 152.

[30] JIA H, ORDÓÑEZ F, DESSOUKY M M. Solution approaches for facility location of medical supplies for large – scale emergencies [J]. Computers and Industrial Engineering, 2007, 52 (2): 257 – 276.

[31] BALCIK B, BEAMON B M. Facility location in humanitarian relief [J]. International Journal of Logistics Research and Applications, 2008, 11 (2): 101 – 121.

[32] BASAR A, ÇATAY B, ÜNLÜYURT T. A multi – period double coverage approach for locating the emergency medical service stations in Istanbul [J]. Journal of the Operational Research Society, 2011, 62 (4):

627 – 637.

[33] SIDDIQ A A, BROOKS S C, CHAN T C. Modeling the impact of public access defibrillator range on public location cardiac arrest coverage. [J]. Resuscitation, 2013, 84 (7): 904 – 909.

[34] SCHNEEBERGER K, DOERNER K F, KURZ A, et al. Ambulance location and relocation models in a crisis [J]. Central European Journal of Operations Research, 2016, 24 (1): 1 – 27.

[35] NOGUEIRA L, PINTO L, SILVA P. Reducing emergency medical service response time via the reallocation of ambulance bases [J]. Health Care Management Science, 2016, 19 (1): 31 – 42.

[36] BROTCORNE L, LAPORTE G, SEMET F. Ambulance location and relocation models [J]. European Journal of Operational Research, 2003, 147 (3): 451 – 463.

[37] BALL M O, LIN F L. A reliability model applied to emergency service vehicle location [J]. Operations Research, 1993, 41 (41): 18 – 36.

[38] MANDELL M B. Covering models for two – tiered emergency medical services systems [J]. Location Science, 1998, 6 (1 – 4): 355 – 368.

[39] REVELLE C, HOGAN K. The maximum availability location problem [M]. INFORMS, 1989.

[40] SORENSEN P, CHURCH R. Integrating expected coverage and local reliability for emergency medical services location problems [J]. Socio – Economic Planning Sciences, 2010, 44 (1): 8 – 18.

[41] ERKUT E, INGOLFSSON A, SIM T, et al. Computational comparison of five maximal covering models for locating ambulances [J]. Geographical Analysis, 2009, 41 (1): 43 – 65.

[42] MURALI P, ORDÓÑEZ F, DESSOUKY M M. Facility location under demand uncertainty: Response to a large – scale bioterror attack [J]. Socio – Economic Planning Sciences, 2012, 46 (1): 78 – 87.

[43] SHARIFF S S R, MOIN N H, OMAR M. Location allocation modeling for healthcare facility planning in Malaysia [J]. Computers and Industrial Engineering, 2012, 62 (4): 1000 – 1010.

[44] LIMPATTANASIRI W, TANIGUCHI E. Solving a maximal covering model of emergency ambulance location problem in urban areas by dynamic programming technique [C]. In Proceedings of the Eastern Asia Society for Transportation Studies, 2013.

[45] MALEKI M, MAJLESINASAB N, SEPEHRI M M. Two new models for redeployment of ambulances [J]. Computers and Industrial Engineering, 2014, 78: 271 – 284.

[46] ANSARI S, MCLAY L A, MAYORGA M E. A maximum expected covering problem for district design [J]. Transportation Science, 2015, 51 (1): 376 – 390.

[47] CHAN T C, DEMIRTAS D, KWON R H. Optimizing the deployment of public access defibrillators [J]. Management Science, 2016, 62 (12): 3617 – 3635.

[48] VAN DEN BERG P, KOMMER G, ZUZÁKOVÁ B. Linear formulation for the maximum expected coverage location model with fractional coverage [J]. Operations Research for Health Care, 2016, 8: 33 – 41.

[49] BERMAN O, HAJIZADEH I, KRASS D. The maximum covering problem with travel time uncertainty [J]. IIE Transactions, 2013, 45 (1): 81 – 96.

[50] CHANTA S, MAYORGA M E, MCLAY L A. Improving emergency service in rural areas: a biobjective covering location model for EMS systems [J]. Annals of Operations Research, 2014, 221 (1): 133 – 159.

[51] GENDREAU M, LAPORTE G, SEMET F. A dynamic model and parallel tabu search heuristic for real – time ambulance relocation [J]. Parallel Computing, 2001, 27 (12): 1641 – 1653.

[52] SCHMID V, DOERNER K F. Ambulance location and relocation problems with time – dependent travel times [J]. European Journal of Operational Research, 2010, 207 (3): 1293 – 1303.

[53] VAN DEN BERG P L, AARDAL K. Time – dependent MEXCLP with start – up and relocation cost [J]. European Journal of Operational Research, 2015, 242 (2): 383 – 389.

［54］ DEGEL D, WIESCHE L, RACHUBA S, et al. Time – dependent ambulance allocation considering data – driven empirically required coverage ［J］. Health Care Management Science, 2015, 18 (4): 444 –458.

［55］ MAXWELL M S, RESTREPO M, HENDERSON S G, et al. Approximate dynamic programming for ambulance redeployment ［J］. INFORMS Journal on Computing, 2010, 22 (2): 266 –281.

［56］ SCHMID V. Solving the dynamic ambulance relocation and dispatching problem using approximate dynamic programming ［J］. European Journal of Operational Research, 2012, 219 (3): 611 –621.

［57］ SU Q, LUO Q, HUANG S H. Cost – effective analyses for emergency medical services deployment: A case study in Shanghai ［J］. International Journal of Production Economics, 2015, 163: 112 –123.

［58］ 葛春景, 王霞, 关贤军. 重大突发事件应急设施多重覆盖选址模型及算法 ［J］. 运筹与管理, 2011, 20 (05): 50 –56.

［59］ BALL M O, LIN F L. A reliability model applied to emergency service vehicle location ［J］. Operations Research, 1993, 41 (1): 18 –36.

［60］ BERALDI P, BRUNI M E, Conforti D. Designing robust emergency medical service via stochastic programming ［J］. European Journal of Operational Research, 2004, 158 (1): 183 –193.

［61］ BERALDI P, BRUNI M E. A probabilistic model applied to emergency service vehicle location ［J］. European Journal of Operational Research, 2009, 196 (1): 323 –331.

［62］ ZHANG Z H, LI K. A novel probabilistic formulation for locating and sizing emergency medical service stations ［J］. Annals of Operations Research, 2015, 229 (1): 813 –835.

［63］ NAOUM – SAWAYA J, ELHEDHLI S. A stochastic optimization model for real – time ambulance redeployment ［J］. Computers and Operations Research, 2013, 40 (8): 1972 –1978.

［64］ NICKEL S, REUTER – OPPERMANN M, SALDANHA – DA GAMA F. Ambulance location under stochastic demand: a sampling approach ［J］. Operations Research for Health Care, 2016, 8: 24 –32.

［65］ BOUJEMAA R, JEBALI A, HAMMAMI S, et al. A stochastic approach for designing two – tiered emergency medical service systems ［J］. Flexible Services and Manufacturing Journal, 2017: 1 – 30.

［66］ SUNG I, LEE T. Scenario – based approach for the ambulance location problem with stochastic call arrivals under a dispatching policy ［J］. Flexible Services and Manufacturing Journal, 2017: 1 – 18.

［67］ METE H O, ZABINSKY Z B. Stochastic optimization of medical supply location and distribution in disaster management ［J］. International Journal of Production Economics, 2010, 126 (1): 76 – 84.

［68］ NOYAN N. Alternate risk measures for emergency medical service system design ［J］. Annals of Operations Research, 2010, 181 (1): 559 – 589.

［69］ 王海军, 刘畅, 王婧. 应急储备库选址与资源配置随机规划模型研究 ［J］. 管理学报, 2013, 10 (10): 1507 – 1511.

［70］ GABREL V, MURAT C, THIELE A. Recent advances in robust optimization: an overview ［J］. European Journal of Operational Research, 2014, 235 (3): 471 – 483.

［71］ HUANG Y, FAN Y, CHEU R. Optimal allocation of multiple emergency service resources for protection of critical transportation infrastructure ［J］. Transportation Research Record: Journal of the Transportation Research Board, 2007 (2022): 1 – 8.

［72］ ZHANG Z H, JIANG H. A robust counterpart approach to the bi – objective emergency medical service design problem ［J］. Applied Mathematical Modelling, 2014, 38 (3): 1033 – 1040.

［73］ MULVEY J M, VANDERBEI R J, ZENIOS S A. Robust optimization of large – scale systems ［J］. Operations Research, 1995, 43 (2): 264 – 281.

［74］ SHISHEBORI D, BABADI A Y. Robust and reliable medical services network design under uncertain environment and system disruptions ［J］. Transportation Research Part E: Logistics and Transportation Review, 2015, 77: 268 – 288.

［75］ DEGEL D. Optimal adaptation process of emergency medical services systems in a changing environment［M］. In Operations Research Proceedings 2014：Selected Papers of the Annual International Conference of the German Operations Research Society（GOR）, RWTH Aachen University, Germany, September 2 – 5, 2014. Springer International Publishing, 2016：107 – 113.

［76］CHAN T C, SHEN Z – J M, SIDDIQ A. Robust defibrillator deployment under cardiac arrest location uncertainty via row – and – column generation ［J］. Operations Research, 2018, 66（2）：358 – 379.

［77］ZARRINPOOR N, FALLAHNEZHAD M S, PISHVAEE M S. The design of a reliable and robust hierarchical health service network using an accelerated Benders decomposition algorithm ［J］. European Journal of Operational Research, 2018, 265（3）：1013 – 1032.

［78］ZARRINPOOR N, FALLAHNEZHAD M S, Pishvaee M S. Design of a reliable hierarchical location – allocation model under disruptions for health service networks：a two – stage robust approach ［J］. Computers and Industrial Engineering, 2017, 109：130 – 150.

［79］BERTSIMAS D, SIM M. The price of robustness ［J］. Operations Research, 2004, 52（1）：35 – 53.

［80］LUTTER P, DEGEL D, BÜSING C, et al. Improved handling of uncertainty and robustness in set covering problems ［J］. European journal of operational research, 2017, 263（1）：35 – 49.

［81］彭春, 李金林, 冉伦, 等. 需求不确定下应急医疗服务站鲁棒配置模型与算法 ［J］. 运筹与管理, 2017, 26（9）：21 – 28.

［82］GALINDO G, BATTA R. Review of recent developments in OR/MS research in disaster operations management ［J］. European Journal of Operational Research, 2013, 230（2）：201 – 211.

［83］ÖZDAMAR L, ERTEM M A. Models, solutions and enabling technologies in humanitarian logistics ［J］. European Journal of Operational Research, 2015, 244（1）：55 – 65.

［84］SHEN Z – J M, PANNALA J, RAI R, et al. Modeling transportation networks during disruptions and emergency evacuations ［J］. University of

California Transportation Center, working paper, 2008.

[85] RAWLS C G, TURNQUIST M A. Prepositioning of emergency supplies for disaster response [J]. Transportation research part B: Methodological, 2010, 44 (4): 521 –534.

[86] DÖYEN A, ARAS N, BARBAROSOǦLU G. A two – echelon stochastic facility location model for humanitarian relief logistics [J]. Optimization Letters, 2012, 6 (6): 1123 –1145.

[87] JEONG K Y, HONG J D, XIE Y. Design of emergency logistics networks, taking efficiency, risk and robustness into consideration [J]. International Journal of Logistics Research and Applications, 2014, 17 (1): 1 –22.

[88] VERMA A, GAUKLER G M. Prepositioning disaster response facilities at safe locations: An evaluation of deterministic and stochastic modeling approaches [J]. Computers and Operations Research, 2015, 62 (C): 197 –209.

[89] HONG X, LEJEUNE M A, NOYAN N. Stochastic network design for disaster preparedness [J]. IIE Transactions, 2015, 47 (4): 329 –357.

[90] SALMAN F S, YÜCEL E. Emergency facility location under random network damage: Insights from the Istanbul case [J]. Computers and Operations Research, 2015, 62 (C): 266 –281.

[91] MESTRE A M, OLIVEIRA M D, BARBOSA – PÓVOA A P. Location – allocation approaches for hospital network planning under uncertainty [J]. European Journal of Operational Research, 2015, 240 (3): 791 –806.

[92] KLIBI W, ICHOUA S, MARTEL A. Prepositioning emergency supplies to support disaster relief: a case study using stochastic programming [J]. INFOR: Information Systems and Operational Research, 2017: 1 –32.

[93] NOYAN N, MERAKLL M, KÜÇÜKYAVUZ S. Two – stage stochastic programming under multivariate risk constraints with an application to humanitarian relief network design [J]. Mathematical Programming, 2019: 1 –39.

[94] 徐大川，杜东雷，吴晨晨. 设施选址问题的近似算法综述 [J]. 数学

进展, 2014, 43 (6): 801 – 816.

[95] 刘亚杰, 王文峰, 雷洪涛, 等. 不确定需求条件下大规模抗震救灾应急动员优化方法 [J]. 系统工程理论与实践, 2013, 33 (11): 2910 – 2919.

[96] 周愉峰, 马祖军, 王恪铭. 应急物资储备库的可靠性 p – 中位选址模型 [J]. 管理评论, 2015 (5): 198 – 208.

[97] 葛洪磊, 刘南. 复杂灾害情景下应急资源配置的随机规划模型 [J]. 系统工程理论与实践, 2014, 34 (12): 3034 – 3042.

[98] 朱建明. 损毁情景下应急设施选址的多目标决策方法 [J]. 系统工程理论与实践, 2015, 35 (3): 720 – 727.

[99] 王海军, 杜丽敬, 胡蝶, 等. 不确定条件下的应急物资配送选址—路径问题 [J]. 系统管理学报, 2015, 24 (6): 6.

[100] HATEFI S, JOLAI F. Robust and reliable forward – reverse logistics network design under demand uncertainty and facility disruptions [J]. Applied Mathematical Modelling, 2014, 38 (9): 2630 – 2647.

[101] YU C – S, LI H – L. A robust optimization model for stochastic logistic problems [J]. International Journal of Production Economics, 2000, 64 (1): 385 – 397.

[102] PAUL J A, HARIHARAN G. Location – allocation planning of stockpiles for effective disaster mitigation [J]. Annals of Operations Research, 2012, 196 (1): 469 – 490.

[103] BOZORGI – AMIRI A, JABALAMELI M S, Al – E – HASHEM S M J M. A multiobjective robust stochastic programming model for disaster relief logistics under uncertainty [J]. OR Spectrum, 2013, 35 (4): 905 – 933.

[104] JABBARZADEH A, FAHIMNIA B, Seuring S. Dynamic supply chain network design for the supply of blood in disasters: A robust model with real world application [J]. Transportation Research Part E: Logistics and Transportation Review, 2014, 70 (1): 225 – 244.

[105] REZAEI – MALEK M, TAVAKKOLI – MOGHADDAM R, ZAHIRI B, et al. An interactive approach for designing a robust disaster relief

logistics network with perishable commodities [J]. Computers and Industrial Engineering, 2016, 94: 201 – 215.

[106] BEN – TAL A, CHUNG B D, MANDALA S R, et al. Robust optimization for emergency logistics planning: Risk mitigation in humanitarian relief supply chains [J]. Transportation Research Part B: Methodological, 2011, 45 (8): 1177 – 1189.

[107] ATAMTÜRK A, ZHANG M. Two – stage robust network flow and design under demand uncertainty [J]. Operations Research, 2007, 55 (4): 662 – 673.

[108] BARON O, MILNER J, NASERALDIN H. Facility location: a robust optimization approach [J]. Production and Operations Management, 2011, 20 (5): 772 – 785.

[109] ARDESTANI – JAAFARI A, DELAGE E. The value of flexibility in robust location – transportation problems [J]. Transportation Science, 2018, 52 (1): 189 – 209.

[110] GABREL V, LACROIX M, MURAT C, et al. Robust location transportation problems under uncertain demands [J]. Discrete Applied Mathematics, 2014, 164: 100 – 111.

[111] GÜLPINAR N, PACHAMANOVA D, ÇANAKO Ǧ LU E. Robust strategies for facility location under uncertainty [J]. European Journal of Operational Research, 2013, 225 (1): 21 – 35.

[112] AN Y, ZENG B, ZHANG Y, et al. Reliable p – median facility location problem: two – stage robust models and algorithms [J]. Transportation Research Part B: Methodological, 2014, 64: 54 – 72.

[113] MUDCHANATONGSUK S, ORDÓÑEZ F, Liu J. Robust solutions for network design under transportation cost and demand uncertainty [J]. Journal of the Operational Research Society, 2008, 59 (5): 652 – 662.

[114] BERGLUND P G, KWON C. Robust facility location problem for hazardous waste transportation [J]. Networks and Spatial Economics, 2014, 14 (1): 91 – 116.

[115] 钟慧玲, 庄楠, 张冠湘, 等. α – 鲁棒的危险品道路运输应急设施选

址问题 [J]. 系统工程理论与实践, 2013, 33 (5): 1262 – 1268.

[116] 麻存瑞, 马昌喜. 不确定环境中危险品运输路径鲁棒优化 [J]. 中国安全科学学报, 2014, 24 (03): 91 – 96.

[117] 俞武扬. 不确定网络结构下的应急物资鲁棒配置模型 [J]. 控制与决策, 2013, 28 (12): 1898 – 1902.

[118] 张玲, 王晶, 张敏. 基于不确定需求的灾后应急救灾网络规划模型与算法 [J]. 运筹与管理, 2014 (03): 49 – 55.

[119] 张玲, 董银红, 张敏. 基于情景分析的应急资源布局决策 [J]. 系统工程, 2014 (3): 137 – 142.

[120] 陈涛, 黄钧, 朱建明. 基于信息更新的两阶段鲁棒 – 随机优化调配模型研究 [J]. 中国管理科学, 2015, 23 (10): 67 – 77.

[121] 张玲, 陈涛, 黄钧. 基于最小最大后悔值的应急救灾网络构建鲁棒优化模型与算法 [J]. 中国管理科学, 2014, 22 (07): 131 – 139.

[122] 曲亚萍. 突发事件下应急资源管理的鲁棒决策研究 [D]. 重庆: 重庆大学, 2014.

[123] 刘慧, 杨超. 需求不确定的服务设施网络设计模型鲁棒性研究 [J]. 运筹与管理, 2016, 25 (1): 117 – 125.

[124] 彭春, 李金林, 王珊珊, 等. 多类应急资源配置的鲁棒选址 – 路径优化 [J]. 中国管理科学, 2017 (6): 143 – 150.

[125] DREZNER Z. Heuristic solution methods for two location problems with unreliable facilities [J]. Journal of the Operational Research Society, 1987: 509 – 514.

[126] SNYDER L V, DASKIN M S. Reliability models for facility location: the expected failure cost case [J]. Transportation Science, 2005, 39 (3): 400 – 416.

[127] BERMAN O, KRASS D, Menezes M B. Facility reliability issues in network p – median problems: strategic centralization and colocation effects [J]. Operations Research, 2007, 55 (2): 332 – 350.

[128] LI X, OUYANG Y. A continuum approximation approach to reliable facility location design under correlated probabilistic disruptions [J]. Transportation research part B: Methodological, 2010, 44 (4):

535 – 548.

[129] CUI T, OUYANG Y, SHEN Z – J M. Reliable facility location design under the risk of disruptions [J]. Operations Research, 2010, 58 (4 – part – 1): 998 – 1011.

[130] LIM M, DASKIN M S, BASSAMBOO A, et al. A facility reliability problem: Formulation, properties, and algorithm [J]. Naval Research Logistics, 2010, 57 (1): 58 – 70.

[131] SHEN Z – J M, ZHAN R L, ZHANG J. The reliable facility location problem: Formulations, heuristics, and approximation algorithms [J]. INFORMS Journal on Computing, 2011, 23 (3): 470 – 482.

[132] CHEN Q, LI X, OUYANG Y. Joint inventory – location problem under the risk of probabilistic facility disruptions [J]. Transportation Research Part B: Methodological, 2011, 45 (7): 991 – 1003.

[133] ZHANG Y, SNYDER L V, QI M, et al. A heterogeneous reliable location model with risk pooling under supply disruptions [J]. Transportation Research Part B: Methodological, 2016, 83: 151 – 178.

[134] LI X, OUYANG Y, PENG F. A supporting station model for reliable infrastructure location design under interdependent disruptions [J]. Procedia – Social and Behavioral Sciences, 2013, 80: 25 – 40.

[135] LU M, RAN L, SHEN Z – J M. Reliable facility location design under uncertain correlated disrup – tions [J]. Manufacturing & Service Operations Management, 2015, 17 (4): 445 – 455.

[136] PENG P, SNYDER L V, LIM A, et al. Reliable logistics networks design with facility disruptions [J]. Transportation Research Part B: Methodological, 2011, 45 (8): 1190 – 1211.

[137] AYDIN N, MURAT A. A swarm intelligence based sample average approximation algorithm for the capacitated reliable facility location problem [J]. International Journal of Production Economics, 2013, 145 (1): 173 – 183.

[138] SOYSTER A L. Convex programming with set – inclusive constraints and applications to inexact linear programming [J]. Operations Research,

1973, 21 (5): 1154 - 1157.

[139] CHARNES A, COOPER W W. Chance - constrained programming [J]. Management Science, 1959, 6 (1): 73 - 79.

[140] BIRGE J R, LOUVEAUX F. Introduction to stochastic programming [M]. Springer Science and Business Media, 2011.

[141] BEN - TAL A, GHAOUI L, NEMIROVSKI A. Robust Optimization [M]. Princeton University Press, 2009.

[142] BEN - TAL A, NEMIROVSKI A. Robust convex optimization [J]. Mathematics of Operations Research, 1998, 23 (4): 769 - 805.

[143] BEN - TAL A, NEMIROVSKI A. Robust optimization - methodology and applications [J]. Mathematical Programming, 2002, 92 (3): 453 - 480.

[144] BERTSIMAS D, BROWN D B, CARAMANIS C. Theory and applications of robust optimization [J]. SIAM Review, 2011, 53 (3): 464 - 501.

[145] BEN - TAL A, GORYASHKO A, GUSLITZER E, et al. Adjustable robust solutions of uncertain linear programs [J]. Mathematical Programming, 2004, 99 (2): 351 - 376.

[146] DELAGE E, IANCU D A. Robust multistage decision making [M]// Delage E, Iancu D A. INFORMS Tutorials in Operations Research: The Operations Research Revolution. INFORMS, 2015: 2015: 20 - 46.

[147] SCARF H, ARROW K, KARLIN S. A min - max solution of an inventory problem [J]. Studies in the Mathematical Theory of Inventory and Production, 1958, 10 (2): 201.

[148] DELAGE E, YE Y. Distributionally robust optimization under moment uncertainty with application to data - driven problems [J]. Operations Research, 2010, 58 (3): 595 - 612.

[149] GOH J, SIM M. Distributionally robust optimization and its tractable approximations [J]. Operations Research, 2010, 58 (4 - part - 1): 902 - 917.

[150] WIESEMANN W, KUHN D, SIM M. Distributionally robust convex

optimization [J]. Operations Research, 2014, 62 (6): 1358 – 1376.

[151] MOHAJERIN ESFAHANI P, KUHN D. Data – driven distributionally robust optimization using the Wasserstein metric: Performance guarantees and tractable reformulations [J]. Mathematical Programming, 2018, 171 (1): 115 – 166.

[152] ZYMLER S, KUHN D, RUSTEM B. Distributionally robust joint chance constraints with second – order moment information [J]. Mathematical Programming, 2013: 1 – 32.

[153] MAK H – Y, RONG Y, ZHANG J. Appointment scheduling with limited distributional information [J]. Management Science, 2014, 61 (2): 316 – 334.

[154] GOUNARIS C E, WIESEMANN W, FLOUDAS C A. The robust capacitated vehicle routing problem under demand uncertainty [J]. Operations Research, 2013, 61 (3): 677 – 693.

[155] MAK H – Y, RONG Y, SHEN Z – J M. Infrastructure planning for electric vehicles with battery swapping [J]. Management Science, 2013, 59 (7): 1557 – 1575.

[156] XIONG P, JIRUTITIJAROEN P, Singh C. A distributionally robust optimization model for unit commitment considering uncertain wind power generation [J]. IEEE Transactions on Power Systems, 2017, 32 (1): 39 – 49.

[157] AHMED S, AHMED S. Solving chance – constrained stochastic programs via sampling and integer programming [M]//Ahmed S, Ahmed S. INFORMS Tutorials in Operations Research: State – of – the – Art Decision – Making Tools in the Information – Intensive Age. INFORMS, 2008: 2008: 261 – 269.

[158] PAGNONCELLI B, AHMED S, SHAPIRO A. Sample average approximation method for chance constrained programming: theory and applications [J]. Journal of Optimization Theory and Applications, 2009, 142 (2): 399 – 416.

[159] LUEDTKE J, AHMED S, NEMHAUSER G L. An integer programming approach for linear programs with probabilistic constraints [J].

Mathematical Programming, 2010, 122 (2): 247 – 272.

[160] LUEDTKE J. A branch – and – cut decomposition algorithm for solving chance – constrained mathematical programs with finite support [J]. Mathematical Programming, 2014, 146: 219 – 244.

[161] LIU X, KÜÇÜKYAVUZ S, LUEDTKE J. Decomposition algorithms for two – stage chance – constrained programs [J]. Mathematical Programming, 2016, 157 (1): 219 – 243.

[162] KÜÇÜKYAVUZ S, SEN S. An introduction to two – Stage stochastic mixed – integer programming [M]// Küçükyavuz S, Sen S. INFORMS Tutorials in Operations Research: Leading Developments from INFORMS Communities. INFORMS, 2017: 2017: 1 – 27.

[163] HANASUSANTO G A, ROITCH V, KUHN D, et al. A distributionally robust perspective on uncertainty quantification and chance constrained programming [J]. Mathematical Programming, 2015, 151 (1): 35 – 62.

[164] JIANG R, GUAN Y. Data – driven chance constrained stochastic program [J]. Mathematical Programming, 2016, 158 (1 – 2): 291 – 327.

[165] CHEN X, SIM M, SUN P. A robust optimization perspective on stochastic programming [J]. Operations Research, 2007, 55 (6): 1058 – 1071.

[166] NATARAJAN K, PACHAMANOVA D, SIM M. Incorporating asymmetric distributional information in robust value – at – risk optimization [J]. Management Science, 2008, 54 (3): 573 – 585.

[167] XU H, CARAMANIS C, MANNOR S. Optimization under probabilistic envelope constraints [J]. Operations Research, 2012, 60 (3): 682 – 699.

[168] BENDERS J F. Partitioning procedures for solving mixed – variables programming problems [J]. Numerische Mathematik, 1962, 4 (1): 238 – 252.

[169] RAHMANIANI R, CRAINIC T G, et al. The Benders decomposition algorithm: A literature review [J]. European Journal of Operational

Research, 2017, 259 (3): 801 – 817.

[170] ADULYASAK Y, CORDEAU J – F, JANS R. Benders decomposition for production routing under demand uncertainty [J]. Operations Research, 2015, 63 (4): 851 – 867.

[171] MEMISOǦLU G, ÜSTER H. Integrated bioenergy supply chain network planning problem [J]. Transportation Science, 2015, 50 (1): 35 – 56.

[172] NOYAN N, BALCIK B, ATAKAN S. A stochastic optimization model for designing last mile relief networks [J]. Transportation Science, 2015, 50 (3): 1092 – 1113.

[173] GENDRON B, SCUTELLÀ M G, GARROPPO R G, et al. A branch – and – Benders – cut method for nonlinear power design in green wireless local area networks [J]. European Journal of Operational Research, 2016, 255 (1): 151 – 162.

[174] MAGNANTI T L, WONG R T. Accelerating Benders decomposition: Algorithmic enhancement and model selection criteria [J]. Operations Research, 1981, 29 (3): 464 – 484.

[175] PAPADAKOS N. Practical enhancements to the Magnanti – Wong method [J]. Operations Research Letters, 2008, 36 (4): 444 – 449.

[176] HOFFMAN A J. Total unimodularity and combinatorial theorems [J]. Linear Algebra and Its Applications, 1976, 13 (1 – 2): 103 – 108.

[177] ZENG B, ZHAO L. Solving two – stage robust optimization problems using a column – and – constraint generation method [J]. Operations Research Letters, 2013, 41 (5): 457 – 461.